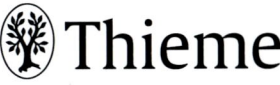

Osteoporose in der täglichen Praxis

100 Fragen – 100 Antworten

Johann D. Ringe

10 Abbildungen
18 Tabellen

Georg Thieme Verlag
Stuttgart · New York

Prof. Dr. Johann D. Ringe
Klinikum Leverkusen
Akademisches Lehrkrankenhaus
der Universität Köln
Dhünnberg 60
51375 Leverkusen

Bibliografische Information
Der Deutschen Bibliothek

Die Deutsche Bibliothek verzeichnet
diese Publikation in der Deutschen
Nationalbibliografie; detaillierte
bibliografische Daten sind im Internet
über http://dnb.ddb.de abrufbar.

Wichtiger Hinweis: Wie jede Wissenschaft ist die Medizin ständigen Entwicklungen unterworfen. Forschung und klinische Erfahrung erweitern unsere Erkenntnisse, insbesondere was Behandlung und medikamentöse Therapie anbelangt. Soweit in diesem Buch eine Dosierung oder eine Applikation erwähnt wird, darf der Leser zwar darauf vertrauen, dass Autoren, Herausgeber und Verlag große Sorgfalt darauf verwandt haben, dass diese Angabe dem **Wissensstand bei Fertigstellung des Buches** entspricht.

Für Angaben über Dosierungsanweisungen und Applikationsformen kann vom Verlag jedoch keine Gewähr übernommen werden. **Jeder Benutzer ist angehalten,** durch sorgfältige Prüfung der Beipackzettel der verwendeten Präparate und gegebenenfalls nach Konsultation eines Spezialisten festzustellen, ob die dort gegebene Empfehlung für Dosierungen oder die Beachtung von Kontraindikationen gegenüber der Angabe in diesem Buch abweicht. Eine solche Prüfung ist besonders wichtig bei selten verwendeten Präparaten oder solchen, die neu auf den Markt gebracht worden sind. **Jede Dosierung oder Applikation erfolgt auf eigene Gefahr des Benutzers.** Autoren und Verlag appellieren an jeden Benutzer, ihm etwa auffallende Ungenauigkeiten dem Verlag mitzuteilen.

© 2003 Georg Thieme Verlag
Rüdigerstraße 14
D-70469 Stuttgart
Homepage: http://www.thieme.de

Printed in Germany

Umschlaggestaltung:
   Thieme Verlagsgruppe
Grafiken: Ziegler + Müller,
   Kirchentellinsfurt
Satz: Ziegler + Müller, Kirchentellinsfurt
Druck: Grammlich, Pliezhausen
Buchbinderei: Held, Rottenburg

ISBN 3-13-105552-9   2 3 4 5 6

Vorwort

Die Osteoporose ist die häufigste generalisierte Skeletterkrankung, mit der Ärzte verschiedener Fachgebiete täglich konfrontiert werden. Der Ausbildungs- und Wissensstand bezüglich Diagnostik, Prävention und Therapie, aber speziell auch bezüglich der Abgrenzung anderer Osteopathien und differenzierter Therapiekonzepte hält nicht mit der zunehmenden sozioökonomischen Bedeutung der Volkskrankheit Schritt. Entsprechend groß ist die Unsicherheit in der Patientenbetreuung in der täglichen Praxis. Es ergeben sich zahlreiche Fragestellungen und das Interesse an klaren Statements und praktischen Empfehlungen ist groß.

Nach der sehr erfolgreichen ersten Auflage haben wir auf Ärztefortbildungen weitere typische und häufige Diskussionsfragen von niedergelassenen Orthopäden, praktischen Ärzten, Internisten und Gynäkologen gesammelt. Diese Fragen wurden nach dem gleichen Schema bearbeitet und in die neu überarbeiteten Fragestellungen der ersten Auflage inhaltlich integriert. Das Ziel war, möglichst praxisrelevante Fragen nach aktuellem Wissensstand prägnant zu beantworten. Es resultierte das vorliegende Taschenbuch, das sicher für alle mit Osteoporose konfrontierten Ärzte sehr hilfreich sein wird.

Die neu bearbeiteten 100 wichtigsten Fragen sind wiederum nach den Themenschwerpunkten Epidemiologie, Risikofaktoren, klinisches Bild, Diagnostik, Prävention, Therapie sowie speziellen Fragen zur senilen Osteoporose, Osteoporose des Mannes und sekundäre Osteoporosen geordnet. Diese Gliederung und das Sachverzeichnis werden dem Interessierten ein rasches Auffinden der für ihn wichtigen Fragen erlauben.

Leverkusen, im Januar 2003   Johann D. Ringe

Inhaltsverzeichnis

Epidemiologie

1   Wie häufig ist die Osteoporose in Deutschland ?

Kurzantwort: Zur Häufigkeit der Osteoporose in Deutschland gibt es immer noch keine befriedigenden epidemiologischen Daten. Grob geschätzt sind ca. 15 % der Bevölkerung, also etwa 12 Mio. Einwohner, mehr oder weniger stark betroffen.

Detaillierte Antwort: Aussagen zur Osteoporosehäufigkeit in Deutschland beruhen überwiegend auf Schätzungen und Hochrechnungen. Dabei sind die Zahlen zur Prävalenz sehr unscharf (z. B. 15 % der Gesamtbevölkerung, 30 % aller Frauen älter als 50 Jahre), die Angaben zu einzelnen Frakturtypen dagegen deutlich valider. Tab. 1 zeigt relativ verlässliche und aktuelle Angaben zur Häufigkeit der Osteoporose insgesamt und für die wichtigsten Frakturtypen, berechnet auf der Basis US-amerikanischer Daten der dortigen National Osteoporosis Foundation (NOF).

Tab. 1   Epidemiologie der Osteoporose in Deutschland

1. Prävalenz der Osteoporose insgesamt
  – 12 Mio. Deutsche haben ein hohes Risiko, an Osteoporose zu erkranken (davon 80 % Frauen)
  – 4 Mio. haben eine manifeste Osteoporose
  – 8 Mio. haben eine Osteopenie oder präklinische Osteoporose

2. Inzidenz osteoporotischer Frakturen pro Jahr
  – proximale Femurfrakturen   100 000
  – Wirbelfrakturen   225 000
  – Radiusfrakturen   80 000
  – sonstige Frakturen   95 000

  insgesamt: 500 000 Frakturen pro Jahr

2 Wie erklärt sich die Zunahme der postmenopausalen Osteoporose? Sind es nur die intensiveren Untersuchungen oder gibt es eine echte Zunahme?

Kurzantwort: Der Anteil der entdeckten und behandelten Osteoporosefälle nimmt in Deutschland trotz des stark gestiegenen Wissens um diese Krankheit nur langsam zu. Unabhängig von dieser Reduktion der „Dunkelziffer"-Fälle kommt es offenbar gleichzeitig zu einer absoluten Zunahme der Osteoporosehäufigkeit.

Detaillierte Antwort: Parallel zur Verbesserung der diagnostischen Methoden sowie der präventiven und therapeutischen Möglichkeiten haben die Aufklärung über die Osteoporose in der Bevölkerung und das Wissen bei den behandelnden Ärzten zugenommen. Durch entsprechend häufigere Diagnosen nimmt daher die vermutlich immer noch sehr hohe Dunkelziffer an Osteoporosefällen langsam ab. Die Begrenzung der Erstattungsfähigkeit von Knochendichtemessungen auf die Zeit nach dem Auftreten der ersten Fraktur sowie die engen Arzneimittelbudgets schränken in Deutschland die Diagnose der Osteoporose und eine frühzeitige adäquate Therapie weiterhin ein. Es wird geschätzt, dass daher immer noch ca. 90% der Osteoporosefälle nicht diagnostiziert sind und insofern unbehandelt bleiben.

Andererseits gibt es aus verschiedenen europäischen Ländern Daten, die zeigen, dass die Häufigkeit typischer osteoporoseassoziierter Frakturen stärker ansteigt als durch die Änderung der Altersstruktur der jeweiligen Population zu erklären ist. Die Ursache dieses Phänomens ist unklar. Angenommen werden kann, dass bestimmte Osteoporose begünstigende Risikofaktoren (insbesondere ungünstige Ernährung, wenig Bewegung) in der Bevölkerung zunehmen.

Deutlich wird jedoch auch, dass die begonnene Aufklärung und Präventionsmaßnahmen der Osteoporose bislang noch keinen messbaren Rückgang der Osteoporose bewirkt haben.

**3   Wie häufig ist die Osteoporose bei Männern?
       Nimmt die Prävalenz ebenfalls zu?**

Kurzantwort: Die Prävalenz der Osteoporose bei Männern ist in der Vergangenheit erheblich unterschätzt worden. Sie beträgt etwa 15–20% aller Osteoporosefälle.

Detaillierte Antwort: Insgesamt ist die Osteoporose bei Männern ohne Zweifel seltener als bei Frauen. Gründe dafür sind u.a. die geringere Lebenserwartung der Männer, ihre höhere Peak Bone Mass vor allem am kortikalen Knochen, die größeren Knochenquerschnittsflächen und das Fehlen eines Menopauseäquivalents mit relativ frühem Verlust der Sexualhormone.

Eine große, europaweit durchgeführte epidemiologische Studie zeigte, dass bei Männern über 50 Jahren in ca. 20% signifikante Wirbelkörperverformungen nachzuweisen sind. Unklar war, welcher Anteil davon osteoporotisch oder durch andere Faktoren erworben worden war. Nach einer inzwischen erfolgten prospektiven europäischen Studie haben 10% der Männer der genannten Altersklasse osteoporotisch bedingte Frakturen.

Wir gehen in Deutschland von 12 Mio. osteoporosegefährdeten Personen aus, wovon ein Drittel, also 4 Mio., bereits eine Osteoporose haben. Wenn davon tatsächlich 15% Männer sind, müssten in Deutschland 600 000 Männer an Osteoporose leiden. Vermutlich gibt es eine große Dunkelziffer an Männern mit chronischen Rückenbeschwerden, die nicht als Osteoporose diagnostiziert werden. Der säkulare Zunahmetrend der Osteoporose betrifft Männer vermutlich genauso wie Frauen (vgl. Frage 2).

Zusatzinformation: Etwa ein Drittel aller pro Jahr in Deutschland auftretenden proximalen Femurfrakturen, also ca. 33 000, betreffen Männer!

**4   Wie häufig ist die Osteoporose bei Zugrundelegung
       densitometrischer Kriterien (nicht Frakturen)?**

Kurzantwort: Bei über 50-jährigen Frauen beträgt die Häufigkeit der Osteoporose bei Messung an der LWS 16,5%, bei über 50-jährigen Männern, wenn am proximalen Femur gemessen wird, 6%.

Detaillierte Antwort: Eine hoch signifikante umgekehrte Korrelation zwischen Knochendichte und künftigem Frakturrisiko konnte in zahlreichen großen epidemiologischen Studien gesichert werden. Für die Wirbelsäule gilt, dass mit jeder Verminderung der Knochenmineraldichte um 1 Standardabweichung das Risiko von Wirbelfrakturen um das 2- bis 5fache ansteigt. Bei einem T-Score-Wert von – 2,5 SD (entsprechend dem WHO-Schwellenwert für die Osteoporosediagnose) ist das Risiko um das 5- bis 12,5fache erhöht. Diese Angaben gelten für die DXA-Messtechnik (vgl. Frage 21, 22).

Eine osteodensitometrisch-epidemiologische Studie von Melton (Mayo-Klinik) an einer umfangreichen Bevölkerungsstichprobe aus Rochester ergab bei Messung an der Wirbelsäule für Frauen im Alter ab 50 Jahren bei 16,5 % Werte unter einem T-Score von – 2,5 SD. Eine Untersuchung von Looker (1997) ergab für Männer der gleichen Altersgruppe bei Messung am Oberschenkelhals eine Häufigkeit von 6 %.

Zusatzinformation: Wenn in entsprechenden Studien mehrere Messorte berücksichtigt wurden, stieg die Prävalenz der Osteoporose jeweils deutlich an.

5   Ist die Osteoporose allein eine Erkrankung der westlichen Industrieländer? Gibt es Rassenunterschiede?

Kurzantwort: Die Osteoporose wird in allen Ländern der Welt und bei allen Rassen beobachtet, allerdings mit sehr unterschiedlichen Prävalenzen.

Detaillierte Antwort: Die dominierende Häufigkeit der Osteoporose in den westlichen Industrieländern liegt im Wesentlichen an der hohen Lebenserwartung (Frauen im Mittel 81, Männer 77 Jahre) und an einer Vielzahl von Risikofaktoren des Lebensstils in diesen so genannten entwickelten Ländern. So sind hier z. B. Bewegungsmangel, ungünstige Ernährungsfaktoren und Genussmittel häufiger skelettschädigend wirksam als in ärmeren Ländern. Das bedeutet, dass sich in den Ländern der so genannten Dritten Welt das Problem der Osteoporose mit der Zunahme von Lebensstandard und Lebenserwartung generell auch verschärfen wird.

Gewisse Unterschiede, bedingt durch genetische und soziokulturelle Faktoren, bleiben zwischen einzelnen Populationen erhalten. So sind z. B. eindeutige Unterschiede in der Prävalenz der Osteoporose zwischen der kaukasischen weißen Rasse und Schwarzafrikanern gesichert. Letztere entwickeln eine deutlich höhere Peak Bone Mass als Kaukasier und Asiaten. Afroamerikaner haben daher bei gleichen soziokulturellen Bedingungen wie ihre weißen Mitbürger eine signifikant niedrigere Osteoporoseinzidenz. Die genetisch bedingte relativ hohe Inzidenz an Laktoseintoleranz in Fernost könnte neben anderen Gründen für die dort höhere Prävalenz der Osteoporose verantwortlich sein.

Schließlich dürften unterschiedliche Ernährungsgewohnheiten, körperliche Aktivität und geschlechtsbezogene unterschiedliche Aufgabenverteilungen im täglichen Leben (z. B. der bevorzugte Einsatz der Frauen bei körperlicher Arbeit in einigen Ländern) die Prävalenz der Osteoporose bzw. die Inzidenz osteoporotischer Frakturen modifizieren.

Tab. **2** Faktoren, die zu den Unterschieden in der Osteoporoseprävalenz in bestimmten Populationen beitragen

1. jeweilige mittlere Lebenserwartung von Frauen bzw. Männern
2. genetische Unterschiede bezüglich des Osteoporoserisikos
   (u. a. Laktoseintoleranz, Vitamin-D-, Östrogen-, Kollagen-Rezeptorstatus)
3. soziokulturelle Unterschiede (Lebensstil, Ernährung, Arbeit, Freizeit)

Risikofaktoren

6   **Welche Rolle spielen Inaktivität und Bewegungsmangel bei der Entstehung der Osteoporose?**

Kurzantwort: Chronischer Bewegungsmangel ist ein wichtiger Faktor bei der Entstehung der meisten Osteoporosefälle. Die dramatischen Verlustraten an Knochenmineralgehalt durch Immobilität unterschiedlicher Genese belegen die hohe Bedeutung der Bewegung für den Erhalt einer belastbaren Mikroarchitektur des Skeletts.

Detaillierte Antwort: Der Risikofaktor Bewegungsmangel ist anamnestisch oft schwer zu quantifizieren. Dennoch gibt es sehr viel Evidenz, dass Bewegungsmangel Osteoporose begünstigt und umgekehrt vermehrte körperliche Aktivität der Osteoporose vorbeugen hilft.

Der weltweit zu beobachtende Trend einer Zunahme an osteoporotischen Frakturen (säkularer Trend: über die durch Zunahme der Lebenserwartung erklärbaren Raten hinaus!) wird durch Änderungen des Lebensstils erklärt, wobei in der heutigen Zeit insbesondere das dem Menschen gemäße Laufen weiter Strecken immer seltener wird.

Typische Beispiele von Immobilität, bei denen ein sehr rascher Abbau von Knochensubstanz nachgewiesen wurde, zeigt Tab. 3 (vgl. auch Frage 96).

Tab. **3**   Immobilitäts-Syndrome mit hohem Osteoporoserisiko

– Querschnittssyndrom nach HWS-Trauma

– Hemiplegie nach zerebralem Insult

– Schwerelosigkeit bei Astronauten

– Osteoporose der unteren Körperhälfte bei Paraplegie
(z. B. multiple Sklerose oder Guillain-Barré-Syndrom)

Bereits eine relative Immobilität durch mehrwöchige Bettruhe kann zu einem erheblichen Knochenverlust führen. Muskelschwund und Knochenschwund laufen dabei parallel. Sehr häufig haben wir beobachtet, dass Osteoporosepatienten, die nach einer Wirbelfraktur 4–6 Wochen Bettruhe erhielten, im Rahmen der nachfolgenden Mobilisierung multiple weitere Frakturen erlitten. Ganz offensichtlich hat sich in derartigen Fällen die Osteoporose durch die Inaktivität erheblich verschlimmert.

Die im höheren Lebensalter relativ häufige Parkinson-Krankheit ist durch den damit verbundenen progressiven Beweglichkeitsverlust ein erheblicher Osteoporose-Risikofaktor.

7   Bewegung und Sport schützen vor Osteoporose – wieso ist Hochleistungssport schädlich?

Kurzantwort: Die wichtigen Wechselbeziehungen zwischen Muskulatur und Skelett finden seit einigen Jahren zunehmende Beachtung. Regelmäßige Gymnastik oder Krafttraining können die Knochensubstanz erhalten oder sogar leicht vermehren. Hormonale Störungen als Folge extremen Hochleistungssports dagegen wirken sich negativ auf die Knochenmasse aus.

Detaillierte Antwort: In einer eigenen Studie an freiwilligen Probanden eines Hamburger Altenwohnheims hatten wir bereits vor mehr als 10 Jahren gezeigt, dass ein tägliches Gymnastikprogramm selbst im höheren Lebensalter in der Lage ist, die Knochensubstanz zu erhalten. Gleich alte Kontrollpersonen, die nicht teilnahmen, zeigten eine signifikante Abnahme der Knochendichtewerte am Radius.

Diese Ergebnisse sind inzwischen weltweit durch zahlreiche Interventionsstudien bestätigt worden. Allerdings fallen die Knochendichtewerte bei Beendigung des Gymnastikprogramms sehr schnell wieder ab. Bewegung gegen beträchtlichen Widerstand (z. B. mäßiggradiges Krafttraining) bringt offenbar mehr als Bewegung gegen geringen Widerstand (z. B. Schwimmen). Prospektive, kontrollierte Studien, vergleichbar mit denen der medikamentösen Osteoporosetherapie, liegen jedoch zu diesem Thema bislang nicht vor.

Hochleistungssportlerinnen mit intensivem Training (z. B. für eine Olympiade) bekommen oft, ausgelöst durch eine zentrale Dysregulation, eine sekundäre Amenorrhö. Densitometrische Messungen haben gezeigt, dass das Östrogendefizit in derartigen Fällen trotz der überreichlichen Bewegung zu raschem Knochenmasseverlust führt. Ähnliches ist bei Balletttänzerinnen nachgewiesen worden.

Bei männlichen Hochleistungssportlern wurden verringerte Testosteronwerte und entsprechende Verminderungen der Knochendichte gemessen.

8   Erhöhtes Osteoporoserisiko durch falsche Ernährung ?

Kurzantwort: Eine lebenslange „knochengesunde Ernährung" kann das Osteoporoserisiko erheblich mindern. Nutritive Risikofaktoren sind u.a. Calciummangel und Phosphatüberschuss in der Nahrung.

Detaillierte Antwort: Der wichtigste nutritive Risikofaktor der Osteoporose ist ohne Zweifel eine chronische Unterversorgung mit Calcium, der wichtigsten Komponente der mineralischen Knochensubstanz. Da ein Blutcalciumspiegel im mittleren Normbereich essenziell für die neuromuskuläre Erregung und zahlreiche Stoffwechselvorgänge ist, wird bei exogenem Calciummangel der normale Serumspiegel auf Kosten des Skeletts aufrechterhalten. Das Signal drohende Hypokalzämie löst über eine erhöhte Parathormonsekretion eine Steigerung der Knochenresorption aus. Das Gleiche geschieht bei gastrointestinalen Erkrankungen mit Malabsorption (intestinaler sekundärer Hyperparathyreoidismus). Auch ein Vitamin-D-Mangel durch ungenügende Sonnenexposition oder Mangel in der Nahrung wirkt sich gleichsinnig aus. Vitamin D bzw. dessen aktive Endstufe, das Calcitriol, induziert im Dünndarmepithel die Synthese des Calcium bindenden Proteins und damit eine optimale enterale Calciumresorption. In der Regel wird Vitamin D jedoch zu

Tab. 4   Ernährungsfaktoren und Mangel an Mikronährstoffen mit potenziell negativen Effekten auf Calcium- und Knochenstoffwechsel (vgl. Lit. 1)

verminderte enterale Calciumresorption
– geringe Calciumzufuhr (z.B. Meiden von Milchprodukten)
– Vitamin-D-Mangel (z.B. kein Verzehr von frischem Seefisch)
– phosphatreiche Kost bzw. Getränke
– viel Oxalat, Phytat, Fasern (rein vegetarische Kost)
– genetisch bedingter Laktasemangel

erhöhte renale Calciumverluste
– sehr proteinreiche Ernährung, Azidose
— viel Kochsalz (NaCl)
– Koffein, Alkohol

verminderte Knochenmatrixsynthese
– Proteinmangel („Hungerosteopathie")
– chronisch hypokalorische Ernährung (Anorexie)

Defizit an Vitaminen und Spurenelementen
– Vitamin K, Vitamin C
– Zink, Magnesium, Bor, Mangan, Selen

ca. 80% in der Haut synthetisiert, so dass die Ernährung selten der limitierende Faktor ist.

Eine hohe Phosphatzufuhr mit der Nahrung (z. B. durch Cola und andere Soft Drinks) führt zu einer negativen Calciumbilanz durch Hemmung der enteralen Calciumresorption. Eine sehr proteinreiche Kost erfordert eine alkalische Pufferung der dabei frei werdenden Säureäquivalente auf Kosten des Skeletts. Milch wird hierbei jedoch zu Unrecht negativ eingestuft. Ihr sehr hoher Calciumgehalt gleicht den kleinen Nachteil des Proteinanteils um ein Mehrfaches aus. Tab. **4** gibt eine pathogenetisch gegliederte Übersicht über wichtige Ernährungsfaktoren mit potenzieller Beeinträchtigung des Skeletts.

Literatur

[1] Nachtigall D, Ringe JD. Die unterschätzte Bedeutung von Vitaminen, Mineralstoffen und Spurenelementen in der Prävention und Therapie der Osteoporose. Osteologie. 2001; 10: 204 – 216.

9 Ist übermäßiger Koffeingenuss ein Osteoporose-Risikofaktor ?

Kurzantwort: Regelmäßiger starker Koffeingenuss, entsprechend mehr als 3 – 4 Tassen Kaffee täglich, kann zur Entstehung einer Osteoporose beitragen.

Detaillierte Antwort: Zur Frage, ob Koffeingenuss ein relevanter Osteoporose-Risikofaktor ist, gibt es wenig Literatur. Pathogenetisch wird angenommen, dass Koffein über seinen diuretischen Effekt zur Osteoporoseentstehung beitragen kann. Die tubuläre Calciumrückresorption ist limitiert, bei erhöhter Diurese geht obligat Calcium verloren.

Nach Daten der Framingham-Studie ist ab einem Koffeingenuss von mehr als drei Tassen Kaffee pro Tag mit einem erhöhten Osteoporoserisiko zu rechnen. Eine monoätiologische, durch Koffein verursachte Osteoporose ist nicht beobachtet worden. Ähnlich dem Nikotin (vgl. Frage 11) kann Koffein demnach als ein Co-Risikofaktor angesehen werden, der mit anderen „Lebensstil-Risikofaktoren" additiv wirksam werden kann. Es kann zudem spekuliert werden, dass starker schwarzer Kaffee ohne Milch schädlicher sein dürfte als „Café au lait". Bei Letzterem kann womöglich der kalziuretische Effekt des Koffeins durch die gleichzeitige Calciumzufuhr in Form von Milch zumindest partiell kompensiert werden.

Insgesamt gesehen schätzen wir Koffein als einen sehr moderaten Osteoporose-Risikofaktor ein, der nur bei exzessivem Kaffeegenuss zum Tragen kommen dürfte.

Zusatzinformation: Bei Colagetränken ist vermutlich das Koffein das kleinere Übel. Der hohe Phosphatgehalt führt hier zur enteralen Calciumbindung und damit zur reduzierten Resorption.

10   Alkohol wird gelegentlich als osteoprotektiv, häufig aber auch als Osteoporose-Risikofaktor aufgeführt. Was ist richtig?

Kurzantwort: Mäßiger Alkoholkonsum ist sicher nicht osteoprotektiv, aber vermutlich skelettneutral. Hoher, chronischer Alkoholkonsum schädigt das Skelett durch direkte und indirekte Mechanismen.

Detaillierte Antwort: In der Tat gibt es in der Literatur diskrepante Daten zum Thema Alkohol und Osteoporose. Dies beruht überwiegend darauf, dass Dosis und Dauer des Alkoholkonsums meist schlecht definiert sind.

Nachdem Alkohol früher generell als Risikofaktor eingestuft wurde, nehmen wir heute an, dass moderater Alkoholkonsum nicht knochenschädigend, aber sicher auch nicht knochenaufbauend wirksam ist. Die gelegentlich geäußerte positive Einschätzung der Alkoholwirkung auf den Knochen ist vermutlich eine unkritische Übertragung der günstigen Effekte, die Rotweinkonsum auf das Gefäßsystem haben soll.

Eine genaue Definition, was moderater Alkoholkonsum sein soll, ist aus prospektiven Studien nicht möglich. Vermutlich differiert die individuelle Toleranz, aber auch die Verträglichkeit zwischen Männern und Frauen erheblich.

In einer eigenen Studie an 400 Männern haben wir mehr als 50 g Alkohol pro Tag über mehrere Jahre als erheblichen Alkoholkonsum und Risikofaktor für Osteoporose eingestuft (2).

Chronisch hoher Alkoholkonsum schädigt das Skelett über mehrere Mechanismen:

1. direkte Hemmung der Osteoblasten bzw. der Knochenformation (Osteocalcin fällt nach akuter Alkoholexposition ab)
2. parallele Malnutrition (Mangel an Protein, Calcium, Vitaminen und Spurenelementen)
3. bei manifester Leberzirrhose enterale Malabsorption vor allem von Calcium und Vitamin D durch reduzierten Gallefluss

4. komplexe Risikopersönlichkeit bei regelmäßigem Alkoholkonsum: häufig zusätzlich Nikotin, Bewegungsmangel, ungünstige Ernährung

Literatur

[2] Ringe JD, Dorst AJ, Faber H. Osteoporosis in men – Clinical assessment of 400 patients and 205 controls by risk factor analysis, densitometry, and x-ray findings. Osteologie. 1997;6 : 81 – 6.

11 Verursacht Nikotinabusus eine generalisierte Osteoporose? Gibt es Nikotininfarkte des Knochens?

Kurzantwort: Die arterielle Verschlusskrankheit (AVK) bei chronischem Nikotinabusus kann selbstverständlich auch zu Durchblutungsstörungen der Knochen der unteren Extremitäten führen. Explizite Knocheninfarkte sind nicht beschrieben. Langzeitiges Zigarettenrauchen gilt als Risikofaktor für eine generalisierte Osteoporose.

Detaillierte Antwort: Knocheninfarkte mit lokalisierten aseptischen Nekroseherden treten unter hoch dosierter Corticoidtherapie auf, bei Fettembolien und bei der Caissonkrankheit (Taucherkrankheit). Im Zusammenhang mit chronischem Nikotinabusus sind keine Knocheninfarkte beschrieben worden. Es ist aber davon auszugehen, dass die häufige Raucherkomplikation AVK auch zu Durchblutungsstörungen und zur diffusen Schädigung des Knochens führt und somit pathogenetisch zur Osteoporose von Rauchern beiträgt. Bei der Mikroangiopathie des Diabetikers sind schwerste akrale Knochenschädigungen bekannt („diabetischer Fuß").

Die Pathogenese der generalisierten Osteoporose bei Rauchern ist nicht eindeutig geklärt und vermutlich multifaktoriell. Für Frauen gilt z. B., dass Raucherinnen früher in die Postmenopause kommen und damit eine kürzere Östrogenexpositionszeit des Skeletts haben. Studiendaten belegen zudem eine beschleunigte Metabolisierung von Östradiol zu inaktiven Metaboliten bei Raucherinnen.

Auch bei Männern wird Rauchen generell als Osteoporose-Risikofaktor gewertet, ohne dass ein klares pathogenetisches Konzept vorliegt. Die genannten diffusen Durchblutungsstörungen könnten eine Teilkomponente sein. Entscheidend ist aber vermutlich die „Gesamtrisiko-Persönlichkeit", d. h. die additive Wirkung verschiedener Risikofaktoren. Gefährdet sind demnach vor allem Raucher, die relativ wenig körperlich aktiv sind, sich ungesund ernähren und/oder regelmäßig Alkohol konsumieren. Eine solche Konstellation ist unter Rauchern möglicherweise stärker verbreitet als unter gesundheitsbewussten Nichtrauchern.

Zusatzinformation: In einer eigenen Studie zur Erfassung der Risikofaktoren bei Männern mit Osteoporose (n = 500) fanden wir in 54 Fällen (11 %) starkes Rauchen (mehr als 20 Zigaretten über mehr als 20 Jahre) als signifikanten Risikofaktor. Dies traf zu als zusätzlicher Risikofaktor bei primären Osteoporosen oder als Teilfaktor bei polyätiologischen sekundären Osteoporosen, nie jedoch als alleiniger Risikofaktor bei monoätiologischen sekundären Osteoporosen (3).

Literatur

3 Ringe JD. Osteoporosis in men. In: Hosking D, Ringe JD, eds. Treatment of metabolic bone disease. London: Martin Dunitz; 2000.

12 Gibt es Beziehungen zwischen Osteoporose und metabolischem Syndrom?

Kurzantwort: Assoziationen zwischen Osteoporose und metabolischem Syndrom sind bislang wissenschaftlich nicht gesichert. Eine Teilkomponente des metabolischen Syndroms, die Adipositas, reduziert das Osteoporoserisiko. Das „Fettstoffwechselhormon" Leptin hat vermutlich einen osteoprotektiven Effekt.

Detaillierte Antwort: Wissenschaftliche Studien über positive oder negative Korrelationen zwischen dem metabolischen Syndrom insgesamt und der Osteoporose liegen bislang nicht vor. Beziehungen der Osteoporose zu Einzelkomponenten des metabolischen Syndroms sind dagegen gesichert. Diabetes mellitus gilt als potenzielle Ursache einer sekundären Osteoporose, und zwar eher die insulinpflichtige Form als der Altersdiabetes.

Adipositas dagegen ist ein eindeutig osteoprotektiver Faktor. Dies liegt einerseits daran, dass adipöse Frauen postmenopausal eine höhere Konversion von adrenalen Androgenen zu Östrogenen aufweisen. Diese bremsen bekanntlich den Knochenabbau. Andererseits gibt es offenbar grundsätzlich zwei verschiedene Konstitutionstypen:

1. Die übergewichtige, adipös-kräftig gebaute Patientin neigt eher zur Arthrose an den Händen (Polyarthrose), den großen Gelenken, aber auch an der Wirbelsäule.
2. Die eher untergewichtige, schlanke Patientin entwickelt kaum degenerative Gelenkveränderungen und neigt zur Osteoporose.

Bei Männern gelten diese Beziehungen im Prinzip auch, sind aber epidemiologisch weniger deutlich.

Neue Daten zeigen, dass Leptin offenbar nicht nur eine Rolle im Energiestoffwechsel spielt, sondern auch einen hemmenden Effekt auf die Osteoklastogenese hat. Die damit verbundene Reduktion der Knochenresorption erfolgt wahrscheinlich indirekt über Osteoprotegerin bzw. das RANKL/RANK/OPG-System (4).

Literatur

4   Holloway WR, McCollier F, Aitken C. Leptin inhibits osteoclast generation. J Bone Miner Res. 2002; 17: 200–209.

13   Wieso führt Vitamin-D-Mangel einmal zu Rachitis bzw. Osteomalazie und in anderen Fällen zu Osteoporose?

Kurzantwort: Hochgradiger oder absoluter Vitamin-D-Mangel führt bei Kindern zu Rachitis, bei Erwachsenen zu Osteomalazie. Ein langfristiger moderater Vitamin-D-Mangel induziert einen sekundären Hyperparathyreoidismus und führt über eine erhöhte Knochenresorption zur Osteoporose.

Detaillierte Antwort: Im Jahre 1928 wurde Cholecalciferol als antirachitisch wirksames, fettlösliches Vitamin D_3 erstmals isoliert. Erst etwa 50 Jahre später wurde erkannt, dass Vitamin D über zwei Hydroxylierungsschritte zum 1,25-Dihydroxycholecalciferol, einem hochaktiven Hormon des Calcium-Phosphat-Stoffwechsels, metabolisiert wird.

Je nach Ausmaß des Vitamin-D-Mangels entwickelt sich eine Rachitis/Osteomalazie oder eine Osteoporose:

1. Schwerer Vitamin-D-Mangel
(25-OH-D < 15 nmol/ml ≈ 6 ng/ml)
Typische Laborkonstellation:
Calcium im Serum vermindert, alkalische Phosphatase erhöht,
Parathormon stark erhöht,
25-OH-D_3 vermindert, $1,25$-$(OH)_2$-D_3 vermindert
Knochenhistologie:
ausgedehnte, breite, unverkalkte Osteoidsäume
Diagnose:
Rachitis bei Kindern, Osteomalazie bei Erwachsenen

2. Unterschwelliger Vitamin-D-Mangel

(25-OH-D$_3$ < 30 nmol/ml ≈ 12 ng/ml)
Typische Laborkonstellation:
Calcium im Serum normal, alkalische Phosphatase normal,
Parathormon leicht erhöht,
25-OH-D$_3$ vermindert, 1,25-(OH)$_2$-D$_3$ normal
Knochenhistologie:
rarefizierte Spongiosa ohne Osteoidvermehrung
Diagnose:
Osteoporose

14   Trifft es zu, dass Milch bzw. eiweißreiche Nahrungsmittel die Osteoporoseentstehung begünstigen?

Kurzantwort: Eine sehr eiweißreiche Kost führt durch Induktion einer metabolischen Azidose zu renalen Calciumverlusten und begünstigt so die Entstehung einer Osteoporose. Dies gilt aber nicht für die ebenfalls proteinreiche Milch und für Milchprodukte, da sie einen sehr hohen Calciumanteil haben.

Detaillierte Antwort: Verschiedene umfangreiche Studien belegen, dass bei erhöhter Säurebelastung des Organismus, z. B. durch eine sehr proteinreiche Kost, Calcium aus dem Skelett zur Abpufferung mobilisiert und dadurch vermehrt renal ausgeschieden wird. Von daher gilt eine sehr proteinreiche Kost als Osteoporose-Risikofaktor. Zu diesem pathogenetischen Konzept passend konnte gezeigt werden, dass alkalisierende Substanzen, wie z. B. Kaliumcitrat, zur Osteoporoseprävention geeignet sind.

Die Hypothese, dass insofern auch Milchkonsum die Osteoporose begünstige, ist meines Erachtens aber nicht stichhaltig. Milch und Milchprodukte enthalten nämlich den höchsten relativen Calciumanteil aller verfügbaren Nahrungsmittel. Der Calciumüberschuss der Milchprodukte kompensiert bei weitem den potenziellen Calciumverlust durch die gleichzeitige Proteinzufuhr.

Mit einer rein vegetarischen Kost ist eine ausreichende Calciumversorgung praktisch nicht sicherzustellen. Es ist andererseits plausibel, eine sehr fleischhaltige Kost ohne Milchprodukte als Osteoporose begünstigend einzustufen.

15 Welche Rolle spielen die Nebenschilddrüsen bei der Osteoporoseentstehung ?

Kurzantwort: Ein sekundärer Hyperparathyreoidismus trägt bei verschiedenen Osteoporoseformen wesentlich zum Verlust an Knochenmasse bei.

Detaillierte Antwort: Der Serumcalciumspiegel ist besonders genau reguliert, da viele elektrophysiologische zelluläre Vorgänge vom intraextrazellulären Calciumgradienten abhängen. Bei Hypokalzämie kommt es regelmäßig zu einer Aktivierung der Nebenschilddrüsen mit erhöhter Parathormonsekretion und dem Ziel, den Serumcalciumspiegel durch Abbau von Skelettsubstanz in den mittleren Normbereich anzuheben. Bei länger anhaltendem Calciumdefizit, z.B. durch chronische Calciummangelversorgung und/oder Vitamin-D-Mangel, kommt es zu einer Hyperplasie der Nebenschilddrüsen (sekundärer Hyperparathyreoidismus).

Ein sekundärer Hyperparathyreoidismus ist stets an den komplexen Osteopathien, z.B. im Rahmen einer chronischen Niereninsuffizienz oder einer schweren intestinalen Malabsorption, beteiligt. Histologisch resultieren meist Mischbilder aus Osteoporose und Osteomalazie.

Eine mäßiggradige Calcium/Vitamin-D-Mangelversorgung kann dagegen zu reinen Osteoporoseformen führen. In derartigen Fällen ist der Serumcalciumspiegel meist niedrig normal, die alkalische Phosphatase im Normalbereich und der Parathormonwert mäßig erhöht. Typisch ist eine deutliche Verminderung der Urincalcium-Ausscheidung.

Bei der postmenopausalen Osteoporose ist der pathogenetische Anteil eines sekundären Hyperparathyreoidismus in der Regel sehr diskret oder gar nicht nachweisbar. Bei der cortisoninduzierten Osteoporose und der senilen Osteoporose sind dagegen die Nebenschilddrüsen in der Mehrzahl der Fälle pathogenetisch in Form eines moderaten bis deutlichen sekundären Hyperparathyreoidismus beteiligt.

Daraus ergibt sich, dass eine langzeitige Calcium/Vitamin-D-Substitution bei der Prävention und Therapie dieser Osteoporoseformen eine besonders wichtige Rolle spielt.

Klinisches Bild

16 Klinisches Bild der Osteoporose: Was sind die Hauptprobleme und Folgen für Patienten mit manifester Osteoporose?

Kurzantwort: Wirbelfrakturen führen zu progredienter Rumpfdeformität und einem chronischen Schmerzsyndrom, gefolgt von zunehmenden Einschränkungen in der Selbstversorgung, Analgetika-Abhängigkeit, Depressionen und sozialer Isolierung.

Detaillierte Antwort: Hauptprobleme des Osteoporosepatienten sind akute Rückenschmerzen durch frische Wirbelfrakturen und chronische Schmerzen durch die sich ändernde Wirbelsäulenstatik (vgl. Frage 17). Abb. 1 zeigt die typische Rumpfdeformität bei fortgeschrittener postmenopausaler Osteoporose (Stadium 3) mit Rundrücken („Witwenbuckel"), Rumpfverkürzung, Ausprägung von queren Hautfalten (Tannenbaumphänomen) und Abdomenvorwölbung. Sie ist die Folge eines sich verkürzenden Abstands zwischen Sternum und Symphyse.

Das chronische Schmerzsyndrom und die Habitusänderungen können eine ganze Reihe weiterer Probleme und Einschränkungen der Lebensqualität nach sich ziehen (Tab. 5).

Tab. 5 Folgeerscheinungen und Probleme bei manifester Osteoporose

- chronische Schmerzen, eingeschränkte Mobilität, Inaktivität
- Hilfsbedürftigkeit, Verlust der Selbständigkeit, Pflegebedürftigkeit
- Einsamkeit, eingeschränkte Sexualität, Depressivität
- reduzierte Lebensqualität, erhöhte Mortalität

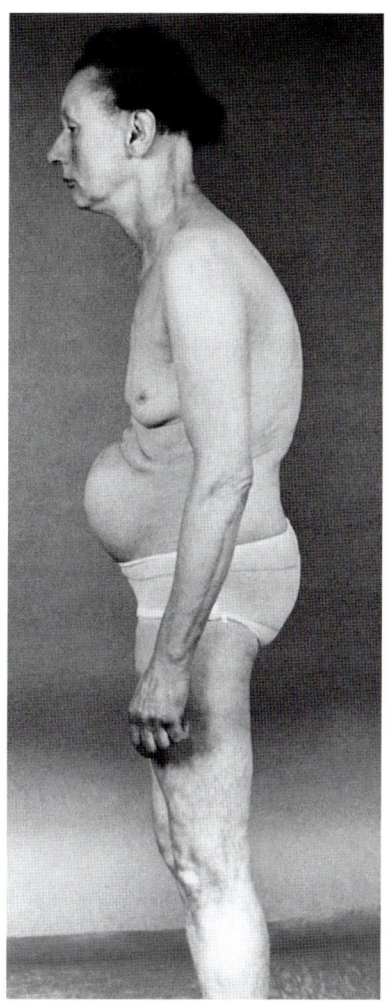

Abb. **1** Typischer Osteoporose-habitus mit Hyperkyphose der BWS und Vorwölbung des Abdomens.

17 Was verursacht die Schmerzen bei Osteoporose?

Kurzantwort: Osteoporose verursacht akute heftige Schmerzen infolge von neuen Frakturen und chronische Rückenbeschwerden durch veränderte Statik und Fehlhaltung (Verspannungen, Muskelschmerz).

Detaillierte Antwort: Die Osteoporose ist aus klinischer Sicht primär eine Wirbelsäulenerkrankung. Zu unterscheiden ist zwischen akuten und chronischen Rückenschmerzen. Erstere sind die Folge frischer erstmaliger Deckplatteneinbrüche der Wirbelkörper bzw. von Keilwirbelbildung, Kompressionsfrakturen, aber auch schubweiser Höhenminderungen von Wirbeln ("Sinterungen"). Die Schmerzvermittlung erfolgt hauptsächlich über das sehr schmerzfaserreiche Periost, welches einreißt oder durch Hämatome gedehnt wird.

Der chronische Osteoporoseschmerz ist die Folge der Fehlstatik nach stattgehabten Wirbelkörperfrakturen. Es handelt sich in der Regel nicht um einen ossären Schmerz, sondern um Schmerzen, die durch Überlastung von Muskeln, Bändern und Sehnen sowie Verschiebungen an den Zwischenwirbelgelenken auftreten. Der chronische Schmerz mildert sich oft im Liegen oder nachts und nimmt andererseits im Tages-

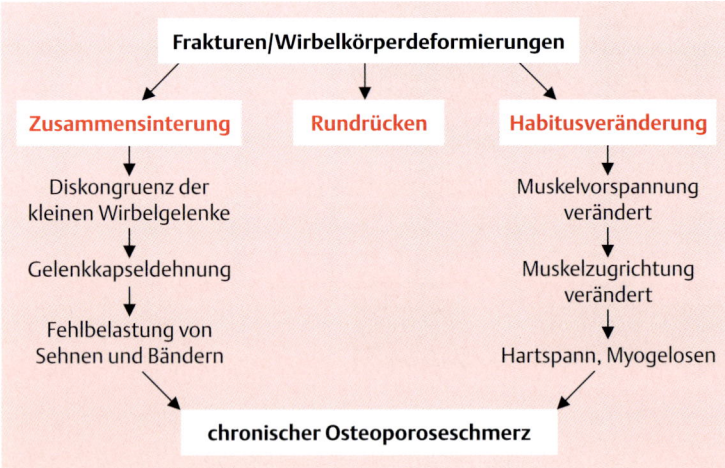

Abb. 2 Pathomechanismus des chronischen Osteoporoseschmerzes. In der Regel handelt es sich nicht um einen primär ossären, sondern um einen komplexen "Weichteilschmerz".

verlauf zu. Abb. **2** zeigt die komplexe Pathogenese dieses für die Patienten besonders quälenden Langzeit-Schmerzsyndroms.

Ungeklärt ist nach wie vor die Frage, wie der glaubhafte, oft dumpfe Rückenschmerz zuzuordnen ist bei Patienten, die nur eine densitometrisch signifikante Osteopenie haben (Stadium 1), aber noch keine morphologisch eindeutigen Frakturen im Röntgenbild. Als mögliche Komponenten dieses Schmerzes werden Mikrofrakturen von Spongiosabälkchen diskutiert sowie intraossäre Druckerhöhungen durch Hämatome bzw. Mikrokallusbildung.

18 Wie lassen sich die Rückenschmerzen bei Osteoporose und gleichzeitig erheblichen degenerativen Veränderungen der Wirbelsäule zuordnen?

Kurzantwort: Es gibt weder einen typischen Osteoporose- noch einen typischen Osteoarthrose-Rückenschmerz. Bei koinzidenter Manifestation beider Erkrankungen an der Wirbelsäule lassen sich Schmerzen selten klar zuordnen.

Detaillierte Antwort: Vermutlich als Folge des aufrechten Ganges ist beim Menschen der Rückenschmerz die häufigste Beschwerdesymptomatik des Bewegungsapparates. Der Rückenschmerz ist auch eines der häufigsten Gesundheitsprobleme, die zur Konsultation eines Arztes führen. Zahlreiche vertebrale oder auch extravertebrale Störungen können Rückenschmerzen zugrunde liegen. Es muss stets eine differenzialdiagnostische Abklärung erfolgen.

Es ist zu betonen, dass es einen typischen Osteoporoseschmerz nicht gibt. Die Schmerzen bei Osteoporose nehmen aber eher im Tagesverlauf bei längerer aufrechter Körperhaltung zu, während die Schmerzen bei degenerativen Wirbelsäulenveränderungen meist morgens nach dem Aufstehen am schlimmsten sind und unter zunehmender Bewegung nach einigen Stunden abflauen können.

Bei eindeutig nachgewiesener Osteoporose mit Wirbelfrakturen und gleichzeitigen degenerativen Veränderungen ist der Schmerz dennoch in der Regel nicht sicher zuzuordnen. Liegen noch keine Wirbelkörperfrakturen vor, wird man die Schmerzen eher auf die Osteoarthrose beziehen.

Bei manifester Osteoporose mit mehrere Jahre zurückliegenden „alten Frakturen" und zwischenzeitlich etablierter sekundärer Spondylosis deformans („Abstützungsreaktion") ist der Schmerz ebenfalls eher auf letztere Veränderungen zu beziehen. Differenzialdiagnostisch könnten aber in derartigen Fällen auch im Röntgenbild oft schwer nachweisbare Nachsinterungen von Wirbelkörpern beteiligt sein.

Insgesamt gesehen ist eine sorgfältige Schmerzanamnese zwar wichtig für die Behandlungsstrategie, meist aber differenzialdiagnostisch wenig ergiebig.

Zusatzinformation: Eine primäre Kombination von Osteoarthrose und Osteoporose an der Wirbelsäule ist eher die Ausnahme. Die Osteoarthrose ist oft mit Übergewicht assoziiert, die Osteoporose tritt eher bei schlankem Habitus auf (vgl. Frage 12).

19   Die Prognose bei manifester Osteoporose wird generell als ungünstig eingestuft. Sollte man sich entsprechend auf eine palliative Behandlung beschränken?

Kurzantwort: Die manifeste Osteoporose ist wie viele Krankheiten nicht heilbar, aber der Skelettstatus und die Lebensqualität können durch eine dem Einzelfall angepasste, konsequente Langzeittherapie erheblich verbessert werden. Dafür gibt es heute verschiedene, die Kriterien der Evidence based medicine erfüllende Therapeutika, welche die Frakturinzidenz signifikant senken können.

Detaillierte Antwort: Die Prognose der Osteoporose wird von den meisten Patienten, aber auch Ärzten immer noch viel zu düster gesehen! Eine Heilbarkeit im Sinne einer „restitutio ad integrum" ist zwar nur selten möglich (was aber auch für die meisten anderen Erkrankungen gilt). Allenfalls eine sehr leichte Osteoporose könnte bei früh einsetzender Therapie wieder auf das Niveau normaler Knochendichte und -architektur angehoben werden. Bei jeder manifesten Osteoporose mit deutlicher Osteopenie und/oder Frakturen können die Knochendichte und zum Teil auch die Knochensubstanz zwar vermehrt werden, die normale jugendliche Mikroarchitektur der Spongiosa kann aber natürlich nicht wiederhergestellt werden.

Die Hauptsache ist aber doch, dass die Osteoporose gestoppt wird, dass keine neuen Frakturen, keine weitergehende Skelettdeformität und keine neuen Schmerzphasen auftreten. Dies ist durch ein dem Einzelfall adaptiertes und konsequent durchgehaltenes Therapiekonzept in den meisten Fällen durchaus zu erreichen. Natürlich gibt es Therapieversager und Einzelfälle mit besonders ungünstigem Verlauf. In solchen Fällen ist jedoch stets auch die Compliance zu hinterfragen und die Diagnose nochmals zu überprüfen. Hinter einer „therapierefraktären Osteoporose" kann sich immer wieder einmal ein diffuses Plasmozytom oder eine andere klinisch relevante Grunderkrankung im Sinne einer sekundären Osteoporose verbergen.

Mit dem heutigen, breit gefächerten Spektrum therapeutischer Möglichkeiten kann praktisch jede Osteoporoseform gestoppt und gebessert werden, so dass das Leben für die Betroffenen wieder lebenswert wird. Eine konsequente Langzeittherapie muss jedoch durchgehalten werden.

20 Geht die Osteoporoseerkrankung mit einer erhöhten Mortalität einher?

Kurzantwort: Die Osteoporose ist – insbesondere bei frühzeitiger Intervention – eine gut therapierbare Erkrankung und bedeutet nicht unmittelbar eine Einschränkung der Lebenserwartung. Bestimmte potenzielle Komplikationen können jedoch eine erhöhte Mortalität nach sich ziehen. Statistisch ist das Auftreten osteoporosebedingter klinischer Frakturen mit einer signifikanten Erhöhung des Mortalitätsrisikos verbunden. Ob dieses Ergebnis auf eine insgesamt erhöhte Komorbidität zurückzuführen ist, ist nicht endgültig geklärt.

Detaillierte Antwort: Patienten mit proximalen Femurfrakturen im höheren Lebensalter haben gegenüber gleich alten Personen ohne Fraktur eine signifikant reduzierte Lebenserwartung. Angaben zur Sterblichkeit in den ersten 12 Monaten nach proximaler Femurfraktur schwanken in verschiedenen europäischen Populationen zwischen 10 und 20%. Diese Zahl liegt signifikant höher als bei gleich alten Vergleichspopulationen mit entsprechender Multimorbidität, jedoch ohne Fraktur. Wichtigste Todesursachen sind Embolien, Pneumonien oder Dekompensationen vorbestehender internistisch-geriatrischer Grunderkrankungen.

Prospektive Studien zur Sterblichkeit mit zwei bezüglich der initialen geriatrischen Multimorbidität vergleichbaren Patientengruppen liegen jedoch nicht vor. Möglich ist, dass die Population mit proximalen Femurfrakturen bereits eine negative Selektion darstellt. Die Sterblichkeit von Männern ist dabei stets höher als die der Frauen.

Vertebrale Frakturen, progrediente Rumpfverformung und chronische Schmerzen führen nicht direkt zum Tode. Die hochgradige Thoraxdeformität durch multiple Keilwirbel im Bereich der mittleren BWS mit Hyperkyphose bzw. Gibbus gilt aber als Risikofaktor für eine erhöhte Sterblichkeit. Lungenemphysem, Cor pulmonale, aber auch wiederum Pneumonien werden dadurch begünstigt.

Cauley et al. (2000) analysierten die Daten einer prospektiven, randomisierten, doppelblinden Interventionsstudie (Fracture Intervention Trial) hinsichtlich des Mortalitätsrisikos nach Auftreten klinischer Frakturen. Insgesamt wurden 6459 Frauen im Alter zwischen 55 und 81 Jahren über einen mittleren Zeitraum von 3,8 Jahren verfolgt. Das relative Risiko, nach einem Oberschenkelhalsbruch zu versterben, war um den Faktor 6,7 erhöht. Durch eine klinisch manifeste Wirbelfraktur wurde das Mortalitätsrisiko um etwa das 8fache gesteigert. Hingegen hatte das Auftreten einer Radiusfraktur keinen erkennbaren Einfluss auf das Mortalitätsrisiko der Studienteilnehmerinnen (5).

Zusatzinformation: Interessanterweise gibt es Studien, die an großen Kollektiven eine Korrelation zwischen der Verminderung der Knochendichte und der Erhöhung der Mortalität nachweisen. Eine verringerte Knochendichte ist demnach per se ein quoad vitam prognostisch ungünstiger Befund. Andererseits haben Frauen mit hoher Knochendichte ein erhöhtes Brustkrebsrisiko; die Knochendichte reflektiert hier vermutlich eine längere und höhere Östrogenexposition.

Literatur

5 Cauley JA, Thomson DE, Ensrud KC, Scott JC, Black D. Risk of mortality following clinical fractures. Osteopor Int. 2000; 11: 556–561.

Diagnostik

Allgemeines zur Diagnostik

21 Welches sind die wichtigsten Kriterien zur Diagnosestellung einer Osteoporose?

Kurzantwort: Die Diagnose Osteoporose kann gestellt werden beim densitometrischen Nachweis einer generalisierten Osteopenie (mit oder ohne atraumatische Frakturen) verbunden mit dem Ausschluss anderer osteopenischer Osteopathien.

Detaillierte Antwort: Verdachtsmomente bzw. Eingangskriterien für das Vorliegen einer Osteoporose sind meist:
– akute oder chronische Rückenschmerzen,
– Verdacht auf Kalksalzminderung im Röntgenbild,
– Frakturen bei geringem Trauma in der eigenen Anamnese,
– Frakturen bzw. Osteoporose in der Familienanamnese,
– weibliches Geschlecht, höheres Lebensalter.

Oft wird ein Patient allein auf der Basis dieser unspezifischen Hinweise mit dem Etikett Osteoporose versehen. Doch jeder einzelne, aber auch die Kombination aller dieser Hinweise reicht nicht für die Diagnose Osteoporose. Die wichtigsten Kriterien für die Diagnosestellung zeigt Tab. **6**.

As signifikante Knochendichteminderung gilt heute ein mit DXA-Technik gemessener T-Score-Wert von < – 2,5, also ein Messwert mehr als 2,5 Standardabweichungen unterhalb der so genannten Peak Bone Mass.

Tab. **6**   Kriterien für die Diagnosestellung der Osteoporose

1. Nachweis einer systemischen Knochendichteminderung, am besten durch Messung an Lendenwirbelsäule und proximalem Femur, eventuell mit einem zusätzlichen Messort

2. anamnestischer und röntgenologischer Nachweis oder Ausschluss von vertebralen und/oder peripheren Frakturen

3. Ausschluss anderer metabolischer Osteopathien oder maligner Skelettdestruktionen

4. Differenzierung in primäre und sekundäre Osteoporosen

22   Gibt es für die Osteoporose eine anerkannte klinische Stadieneinteilung und worauf beruht diese?

Kurzantwort: Ein WHO-Expertengremium hat Schwellenwerte der Knochendichte zur Definition der Osteoporose empfohlen, auf deren Basis klinische Stadien der Osteoporose beschrieben werden können. Diese Stadien sind hilfreich bei der Planung individuell adaptierter Therapiekonzepte.

Detaillierte Antwort: Nach einer Publikation eines WHO-Expertengremiums aus dem Jahre 1994 wird eine Knochendichte, gemessen an der LWS oder am proximalen Femur, die unter einem T-Score-Wert von – 2,5 Standardabweichungen liegt, als Osteoporose angesehen. T-Score-Werte zwischen – 1,0 und – 2,5 werden als Osteopenie oder Risikobereich beschrieben.

Der T-Score beinhaltet die Abweichung in Standardabweichungen in Relation zur maximalen Knochenmasse junger gesunder Erwachsener (Peak Bone Mass). Diese WHO-Empfehlung gilt im Prinzip nur für die Messung mit DXA-Technik, wird aber häufig auf andere Messverfahren übertragen, was im Einzelfall zu falschen Diagnosen führen kann.

Aus dieser einfachen Einteilung von Normalbefund, Osteopenie und Osteoporose haben wir unter Berücksichtigung der im Röntgenbild fehlenden oder nachweisbaren Wirbelfrakturen das Vorstadium 0 (= präklinische Osteoporose) und die drei Stadien der Osteoporoseerkrankung entsprechend Tab. 7 entwickelt. Diese Einteilung wurde mit ande-

Tab. 7   Stadieneinteilung der Osteoporose auf der Basis von T-Score-Werten und Frakturstatus (SD = Standardabweichung)

	klinisches Stadium	Kriterien
0	Osteopenie (präklinische Osteoporose)	– Knochenmineralgehalt moderat vermindert (T-Score: – 1,0 bis – 2,5 SD) – keine Wirbelfrakturen
1	Osteoporose (ohne Frakturen)	– Knochenmineralgehalt vermindert (T-Score: < – 2,5 SD) – keine Wirbelfrakturen
2	Osteoporose (mit Frakturen)	– Knochenmineralgehalt signifikant vermindert – 1 – 3 Wirbelfrakturen ohne adäquates Trauma
3	fortgeschrittene Osteoporose	– Knochenmineralgehalt signifikant vermindert – multiple Wirbelfrakturen – oft auch nicht-vertebrale Frakturen (z. B. proximale Femurfraktur)

ren Autorengruppen abgestimmt und ist in Deutschland weitgehend etabliert. Sie hat sich insbesondere bei der Therapieplanung als wichtige Entscheidungshilfe bewährt. Im Ausland sind ganz ähnliche Stadieneinteilungen im Gebrauch.

Besonders wichtig ist die Differenzierung zwischen Stadium 1 und 2. Das Auftreten der ersten Wirbelfraktur ändert die Prognose offenbar dramatisch. Im Sinne eines Dammbruchs können jetzt sehr rasch weitere Frakturen folgen. Stadium 2 bedeutet, dass spätestens jetzt eine effektive Therapie sofort begonnen sowie langzeitig und konsequent durchgehalten werden muss.

23 Welche biochemischen Marker des Knochenumbaus gibt es und was sagen die Ergebnisse aus?

Kurzantwort: Die Messung je eines Markers des Knochenanbaus (z.B. knochenspezifische alkalische Phosphatase, Osteocalcin) und des Knochenabbaus (z.B. Desoxypyridinolin) ist anzuraten, wenn die Bestimmung der aktuellen Knochenumbauaktivität klinisch von Interesse erscheint.

Detaillierte Antwort: In den letzten Jahren ist eine zunehmende Anzahl von biochemischen Serum- und Urinparametern eingeführt worden, die einerseits die Osteoblastenaktivität (Knochenformation) oder andererseits die Osteoklastenfunktion (Knochenresorption) widerspiegeln.

Die Wertigkeit dieser Marker wurde in großen Reihenuntersuchungen belegt. Besonders im Rahmen der großen internationalen Multizenter-Therapiestudien wurden verschiedene biochemische Marker im Verlauf der Behandlung gemessen, um die Effektivität z.B. einer antiresorptiven Therapie zu dokumentieren. Die fehlende Senkung eines Re-

Tab. **8** Übersicht einer Auswahl heute verfügbarer Marker des Knochenumbaus

Knochenanbau	Knochenabbau
alkalische Phosphatase	Hydroxyprolin
knochenspezifische alkalische Phosphatase (BAP)	Hydroxylysin
Osteocalcin	tartratresistente saure Phosphatase
Kollagen-Polypeptide	Desoxypyridinolin
	Kollagen Telopeptide (NTX,CTX)

sorptionsmarkers während einer Bisphosphonat- oder Raloxifentherapie kann auf eine mangelnde Compliance hinweisen.

In der Vergangenheit wurde immer wieder postuliert, dass die durch
diese Marker mögliche Differenzierung der Patienten in so genannte
High- oder Low-Turnover-Fälle differenzialtherapeutische Konsequenzen habe. Der wissenschaftliche Beweis hierfür steht jedoch aus. Die
dahinter stehende Argumentation beinhaltet, dass bei eindeutigem
High Turnover eine antiresorptive Therapie und bei Low Turnover eine
osteoanabole Therapie einzusetzen sei. Tatsächlich reicht die wissenschaftliche Datenlage nicht aus, dieses akademisch-didaktisch sehr
plausible Konzept generell zu empfehlen:

1. Auch die modernen Marker haben einen relativ breiten Referenzbe-
   reich, so dass viele Patienten weder der einen noch der anderen
   Gruppe zuzuordnen sind.
2. Frische Frakturen können durch die gesteigerten Knochenumbauvorgänge im Rahmen der Kallusbildung die Marker erhöhen.
3. Bei großen Therapiestudien sowohl mit antiresorptiven als auch mit
   osteoanabolen Medikamenten wurde bislang nie systematisch nur
   die eine oder andere Gruppe von Patienten selektiert.

Für die Primärdiagnostik in der Praxis sind die Marker unseres Erachtens verzichtbar. Ein gewisser Wert der Marker soll aber nicht geleug-
net werden. Niedrige Knochendichte und High Turnover bei einem Patienten erlauben z. B. die Vorhersage eines besonders hohen Frakturrisikos.

Für die tägliche Praxis wird daher geraten, die biochemischen Marker sparsam und gezielt bei klarer Fragestellung einzusetzen und dann
nur jeweils einen Marker des Knochenanbaus (z. B. knochenspezifische
alkalische Phosphatase [BAP], Osteocalcin) und des Knochenabbaus
(z. B. Desoxypyridinolin, Kollagen-Telopeptid NTX) zu messen.

Indikationen für die Messung in der Praxis können sein:
– unklare Fälle, Problemfälle,
– Therapieresistenz,
– Compliance-Kontrolle.

24 Gibt es eine praktische, einfache und bezahlbare Osteoporose-Screeningmethode für die Praxis?

Kurzantwort: Verschiedene laborchemische Tests (Gentests und Messungen biochemischer Marker des Knochenumbaus), die zur Früherkennung von Osteoporose-Risikopatienten angepriesen werden, sind für ein derartiges Screening bislang nicht geeignet.

Detaillierte Antwort: Verschiedene Studien an großen Patientenkollektiven haben gezeigt, dass das Risiko einer künftigen Osteoporoseentwicklung von der aktuellen Knochendichte und unabhängig davon auch vom aktuellen Knochenumbau abhängt. Der Befund der Osteodensitometrie hat dabei auch für den Einzelfall einen signifikant prädiktiven Wert bzw. kann bereits unmittelbar eine Osteopenie oder Osteoporose aufdecken. Biochemische Marker des Knochenumbaus (z. B. Osteocalcin, Desoxypyridinolin) haben einen relativ breiten Streubereich und sind für die Vorhersage des Osteoporoserisikos im Einzelfall ungeeignet. Außerdem ist der einzelne laborchemische Parameter deutlich teurer als die aussagekräftigere Knochendichtemessung.

Bestimmungen des Vitamin-D-Rezeptor-Allel-Status wurden zur Risikoerfassung empfohlen. Die großen Hoffnungen, die in diesen Test kurzzeitig gesetzt wurden, haben sich jedoch nicht bestätigt. Das Osteoporoserisiko ist polygenetisch determiniert, weshalb eine ganze Reihe von genetischen Markern erfasst werden müsste, um einen aussagefähigen Test zu etablieren.

Fazit: Zur Zeit ist die Osteodensitometrie (z. B. DXA-Messung an LWS und Femur) die aussagekräftigste und preiswerteste Methode, das individuelle Osteoporoserisiko zu erfassen.

Zusatzinformationen: Neben der Densitometrie wird immer wieder versucht, durch eine Anamnese von bestimmten Risikofaktoren Patienten mit erhöhtem Risiko zu identifizieren. Der Ansatz ist im Prinzip richtig. Das Problem dabei ist aber, dass es eine große Anzahl von schwachen Risikofaktoren mit geringem prädiktiven Wert gibt (z. B. Bewegungsmangel, Nikotin, Alkohol, wenig Milchprodukte) und nur wenige harte Risikofaktoren. Zu Letzteren zählen die Faktoren der Tab. **9**.

Tab. 9   Auswahl klinisch relevanter Risikofaktoren für eine Osteoporose

1. niedrige Knochendichte
2. niedriger Body-Mass-Index
3. bereits durchgemachte Frakturen
4. Frakturen bei der Mutter
5. frühe Menopause, späte Menarche

25   Ist die Diagnose der Osteoporose allein aus dem Röntgenbild der Wirbelsäule zu stellen, oder ist eine Densitometrie obligatorisch?

Kurzantwort: Vor der ersten Wirbelfraktur ist die Densitometrie unverzichtbar. Bei nachgewiesenen Wirbelkörperfrakturen genügt eventuell der Nachweis, dass diese nicht durch andere Skeletterkrankungen ausgelöst wurden.

Detaillierte Antwort: Die bekannte Tatsache, dass eine Kalksalzminderung im Röntgenbild erst sehr spät mit einiger Sicherheit erkannt wird (z.B. 30–40% Verlust), bedeutet praktisch, dass die präklinische Osteoporose (Osteopenie) und die Osteoporose im Stadium 1 ohne Wirbelkörperfrakturen (vgl. Tab. 7) nur durch die Osteodensitometrie – am besten an der Wirbelsäule selbst – diagnostiziert werden können.

Bei der manifesten Osteoporose mit Wirbelkörperfrakturen ist theoretisch die Osteodensitometrie verzichtbar, da das Auftreten von Frakturen bei inadäquatem Trauma die erhöhte Fragilität dokumentiert. Wichtiger ist hier die Differenzialdiagnose: Frakturen durch maligne Wirbelkörperdestruktionen oder als Folge anderer metabolischer Osteopathien (z.B. Osteomalazie) sind auszuschließen. Dennoch wird man bei Verfügbarkeit kaum auf die Osteodensitometrie verzichten, da der exakte Zahlenwert hilft, das Risiko weiterer Frakturen einzuschätzen, und auch ein sehr wichtiger Ausgangswert für die Therapiekontrolle ist.

Beachte: Ein normaler Knochendichtewert an der LWS bei Frakturen im BWS-Bereich kann bereits ein Hinweis sein, dass möglicherweise keine Osteoporose vorliegt und eine sorgfältige Differenzialdiagnose angezeigt ist. Auf diese Weise haben wir wiederholt bei BWK-Frakturen maligne Destruktionen als Ursache aufdecken können und dann ein bis dahin okkultes Karzinom als Primärtumor gefunden.

26 Ist die Hautdickenmessung eine verlässliche Methode zur Früherkennung oder zur Diagnose der Osteoporose?

Kurzantwort: Die Hautdickenmessung kann zur Früherkennung und Diagnose der Osteoporose nicht empfohlen werden.

Detaillierte Antwort: Bereits in den 1970er Jahren wurden Hautdickenmessungen z. B. am Oberarm mit der Schublehre durchgeführt und eine gewisse Korrelation mit der Osteoporose beschrieben. Inzwischen lässt sich die Hautdicke sehr präzise mit Ultraschall quantifizieren. Die Korrelation dieses Surrogatparameters mit der Osteoporose ist aber sehr gering und dürfte dadurch bedingt sein, dass sowohl die Osteoporose als auch die Hautdicke mit dem Lebensalter korrelieren. Auch bei der Langzeit-Corticoidtherapie verlaufen Osteoporoseausmaß und Verlust an Hautdicke in etwa parallel.

Vergleichende Studien haben gezeigt, dass der prädiktive Wert der Hautdickenmessung den verschiedenen Verfahren der Osteodensitometrie eindeutig unterlegen ist.

Salopp gesagt ist der Vorhersagewert der Hautdickenmessung für den Osteoporosegrad nicht besser als das Ausmaß der grauen Haare der Patienten. In großen Kollektiven findet sich eine Korrelation zwischen dem Ergrauen der Haare und der Osteoporose, im Einzelfall kann man mit diesem Parameter aber zu einer extrem falschen Einschätzung kommen.

27 Gewinnt im Zeitalter begrenzter Ressourcen die röntgenologische Analyse der Spongiosa-Architektur im proximalen Femur (Singh-Index) wieder an Bedeutung?

Kurzantwort: Die den Knochenmineralgehalt quantifizierenden Methoden der Osteodensitometrie sind der qualitativen Einschätzung der Spongiosa-Architektur am proximalen Femur nach Singh eindeutig überlegen. Bei nicht verfügbarer Osteodensitometrie erlaubt der Singh-Index eine grobe Abschätzung des Frakturrisikos.

Detaillierte Antwort: Beim Singh-Index werden konventionelle Röntgenaufnahmen eines zuvor nicht frakturierten proximalen Femurabschnitts mit schematisierten Vorlagen verglichen, die unterschiedliche Grade des Verlustes an Trabekelstrukturen bzw. Trajektorien aufweisen. Die Genauigkeit der Zuordnung hängt entscheidend von der Qualität des Röntgenbildes und der Erfahrung des Untersuchers ab. Abb. **3** zeigt

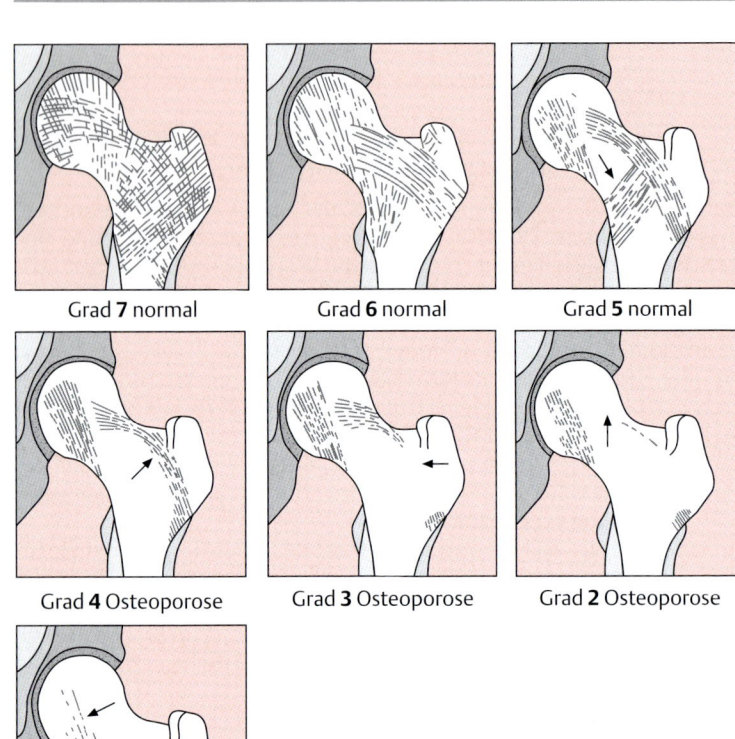

Grad **7** normal   Grad **6** normal   Grad **5** normal

Grad **4** Osteoporose   Grad **3** Osteoporose   Grad **2** Osteoporose

Grad **1** Osteoporose

Abb. **3** Darstellung des so genannten Singh-Indexes mit progredienter Rarefizierung der Spongiosastrukturen bzw. -trajektorien am proximalen Femur.

die sieben Grade der progredienten Osteopenie am proximalen Femur nach Singh.

Die Methode erlaubt in der Regel lediglich eine sehr grobe Abschätzung, die durch gute Bildqualität und Erfahrung optimiert werden kann. Die Osteodensitometrie am proximalen Femur mit DXA-Technik ist durch die direkte Quantifizierbarkeit und die geringe Strahlenbelastung weit überlegen. Bei der DXA-Messung können Oberschenkelhals (femur neck), Trochanterregion und die Region des so genannten Wardschen Dreiecks separat gemessen werden. Heute wird überwiegend die Gesamtregion (total hip) als Messparameter herangezogen.

In Regionen oder Ländern, wo keine Osteodensitometrie verfügbar ist, kann der Singh-Index als Orientierungshilfe bei der Abschätzung des Frakturrisikos weiterhin empfohlen werden.

Osteodensitometrie

28 Ist ein densitometrisches Osteoporose-Screening sinnvoll? In welchem Lebensalter?

Kurzantwort: Ein generelles Osteoporose-Screening wäre aus sozioökonomischer Sicht sinnvoll, ist aber zur Zeit gesundheitspolitisch kaum zu realisieren. Die derzeitige Regelung, die Osteodensitometrie erst nach der ersten Wirbelfraktur zu erstatten, zeigt klar, dass an Prävention und Frühtherapie kein Interesse besteht.

Detaillierte Antwort: In Anbetracht der Häufigkeit der Osteoporose (z.B. 30% in der postmenopausalen weiblichen Bevölkerung, 10% der Männer über 50 Jahren) könnten mittels Osteodensitometrie sehr viele Fälle früh identifiziert werden. Das beinhaltete die Chance, eine präventive Behandlung mit Änderung des Lebensstils und relativ preiswerter Intervention (Calcium, Vitamin D, Hormone) frühzeitig zu initiieren. Die hohen Kosten der Therapie der manifesten Wirbelsäulenosteoporose, aber auch der proximalen Femurfraktur im Alter könnten auf diese Weise beträchtlich reduziert werden.

Die Kosten-Nutzen-Relation der Osteodensitometrie ist aufgrund der zu erwartenden hohen Trefferquote vermutlich wesentlich höher als die vieler anderer akzeptierter Screeningmethoden (z.B. Mammographie). Eine Messung zum Zeitpunkt der Peak Bone Mass (etwa um das 30. Lebensjahr) wäre von großem Interesse. Da die Osteoporose bei Männern zunehmend häufig diagnostiziert wird, könnte sogar ein Screening bei Männern gerechtfertigt werden. Bei Frauen wäre die Menopause, etwa um das 50. Lebensjahr, ein weiterer interessanter Zeitpunkt für ein Screening.

Um ein derartiges durchaus sinnvolles Screening zu realisieren, ist noch sehr viel Öffentlichkeitsarbeit nötig. Bei stetig weiter steigenden Kosten im Gesundheitssystem verschärft sich der Verteilungskampf um die Ressourcen. Die Osteoporose ist immer noch nicht genügend prominent, um sich im Wettstreit mit z.B. kardiologischen oder onkologischen Erkrankungen ausreichend zu behaupten. Symptomatisch hierfür ist die zynische Entscheidung des Bundesausschusses der Krankenkassen, die Osteodensitometrie erst nach der ersten Wirbelfraktur zu erstatten. Auf die Kardiologie übertragen würde dies bedeuten, dass ein Belastungs-EKG zur Abschätzung des koronaren Risikos erst nach dem ersten Myokardinfarkt erstattungsfähig wäre.

In der Osteologie sind wir von einem gesundheitspolitisch interessanten Massenscreening des Frakturrisikos weit entfernt. Die Diagnose der Stadien 0 und 1 (vgl. Tab. **7**) und damit die Prävention bzw. Frühtherapie der Osteoporose ist gesundheitspolitisch nicht gewollt. Motivierte Patienten müssen die Kosten selbst übernehmen.

Zusatzinformation: In der täglichen Praxis erleben wir sehr oft, dass wegen schlechten oder falsch interpretierten Röntgenbildern oder aufgrund unzureichender Dichtemessmethoden Patienten fälschlich mit teuren Osteoporosetherapeutika behandelt werden. Eine korrekte, preiswerte Densitometrie (z.B. DXA Wirbelsäule, proximaler Femur) kann erheblich Kosten einsparen.

29 Wie ist die Zuverlässigkeit gebräuchlicher Densitometrieverfahren für die Diagnose der Osteoporose ?

Kurzantwort: Messtechnik, Messort, Erfahrung in der Positionierung des Patienten und in der Interpretation des Messprotokolls beeinflussen die diagnostische Wertigkeit der verschiedenen Verfahren. Der Messbefund beschreibt stets ein statistisches Frakturrisiko und ist nicht mit der Osteoporosediagnose gleichzusetzen.

Detaillierte Antwort: Grundsätzlich sind alle zur Zeit verfügbaren Messtechniken bei exakter Anwendung und Auswertung geeignet, Aussagen über das künftige Frakturrisiko zu machen. Die diagnostische Wertigkeit steigt nach eigener Erfahrung von peripheren Ultraschallmessungen über die periphere CT-Technik und die axiale CT-Technik bis hin zur DXA-Messung. Letztere gilt heute als Goldstandard und wird bei allen großen multizentrischen Therapiestudien von den Zulassungsbehörden gefordert.

Die Aussagekraft wird durch zwei Messorte (z.B. LWS und proximaler Femur) erhöht. Diese Einschätzung gilt sowohl für die einmalige Messung zur Erfassung des Frakturrisikos als auch zur Verlaufskontrolle.

Wichtig ist die Erfahrung mit der jeweiligen Methode und das Beachten der Störfaktoren (z.B. bei der LWS-Messung mit DXA: Kontrastmittel im Kolon, Aortenkalk, Spondylophyten). Die Geräte müssen vor jedem Gebrauch geeicht werden.

Aus den methodischen Unterschieden zwischen den einzelnen Messtechniken ergibt sich, dass Wiederholungsmessungen nur mit der gleichen Technik des gleichen Herstellers sinnvoll sind.

30 Wie oft sollte eine Kontroll-Osteodensitometrie durchgeführt werden?

Kurzantwort: Bei manifesten Osteoporosen sollten in der Regel jährliche Kontrollen erfolgen, bei der Prävention oder Frühtherapie können auch Abstände von 2 – 3 Jahren sinnvoll sein.

Detaillierte Antwort: Theoretisch müsste das Kontrollintervall der Densitometrie von der Gerätepräzision, vom Schweregrad und der Dynamik der jeweiligen Osteoporose und von der erwarteten Effektivität des Therapieregimes abhängig gemacht werden. Für die meisten heute verfügbaren Methoden würde das bedeuten, dass Messintervalle unter zwei Jahren wenig sinnvoll sind. In der Praxis werden unabhängig von den genannten Faktoren meist einjährige Kontrollen durchgeführt. Nach einem Jahr kann die Messung meist nur einen Trend anzeigen (z.B. 3 % Anstieg der Dichtewerte). Da die Messung sehr preiswert und für die Compliance des Patienten sehr wichtig ist, sind jährliche Messungen gerechtfertigt.

Folgende Ausnahmen sind hervorzuheben:

– 6-monatige Kontrollen bei rasch progredienter Osteoporose, z.B. bei hoch dosierter Corticoidmedikation oder Status nach Organtransplantation,

– 6-monatige Kontrollen bei der Erprobung neuer Substanzen in wissenschaftlichen Studien,

– 2 – 5-jährige Kontrollintervalle bei der Behandlung von Osteopenien bzw. bei der Primärprävention.

Beachte: Der Wert der Densitometrie für die Primärdiagnose ist unbestritten. Die Wertigkeit für die Therapiekontrolle wird aber von Patienten und Ärzten regelmäßig überschätzt. Bei antiresorptiver Therapie, z.B. mit Raloxifen, Calcitonin oder Bisphosphonaten, erklärt der durchschnittliche Anstieg der Knochendichte an der LWS meist nur einen Bruchteil der beobachteten Senkung der Wirbelfrakturinzidenz (6). Bei gleicher beobachteter Knochendichteänderung, z.B. von + 1 %, ist das Risiko für weitere Wirbelbrüche bei einer mit Raloxifen behandelten Patientin deutlich geringer als z.B. unter einer Gabe von Calcium/Vitamin D allein.

Literatur

[6] Sarkar S, Mitlak BH, Wong M, Stock JL, Black DM, Harper KD. Relationships between bone mineral density and incident vertebral fracture risk with raloxifene therapy. J Bone Miner Res. 2002; 17: 1 – 10.

31 **Welche Änderungen der Knochendichte bei jährlicher Kontrolle sind als realistisch, welche als unplausibel einzustufen?**

Kurzantwort: Bei erheblichen positiven oder negativen Dichteänderungen (z.B. mehr als 10 – 25% pro Jahr) muss nach möglichen Störeffekten oder Artefakten gesucht werden.

Detaillierte Antwort: Das übliche Ausmaß der Dichteänderungen variiert je nach Messmethode und Messort. Bei der Goldstandard-Methode DXA sind an der LWS bei unbehandelten Patientinnen jährlich Verlustraten von 2 – 4% realistisch. Im Einzelfall (z.B. hoch dosierte Corticoide, Immobilisation) können auch 6 – 10% beobachtet werden.

Die zu beobachtenden Zuwachsraten an Knochendichte werden außerdem von der jeweiligen Therapiestrategie beeinflusst. Während die Knochendichtezunahmen, die unter einer antiresorptiven Therapie z.B. mit Bisphosphonaten erzielt werden, primär auf dem Auffüllen vorhandender Resorptionslakunen sowie auf einer stärkeren sekundären Mineralisation noch vorhandener alter Knochensubstanz beruhen, zeigt eine Knochendichtezunahme unter einer osteoanabolen Therapie ein echtes Plus an neu gebildeter mineralisierter Knochensubstanz an.

Die üblichen Zuwachsraten, bezogen auf die DXA-Messung der Lendenwirbelsäule, betragen unter einer Behandlung mit Calcium/Vitamin D, Östrogenen, Raloxifen oder Calcitonin 1 – 4% pro Jahr. Bei Therapieschemata mit Bisphosphonaten oder Fluorid können im Einzelfall auch 5 – 10% pro Jahr gemessen werden. Bei der neuen osteoanabolen Therapie mit dem aminoterminalen 1 – 34-Peptid des humanen Parathormons (rhPTH[1 – 34]) werden die derzeit höchsten Anstiegsraten erzielt (im Mittel 14% in 19 Monaten).

Deutlich höhere Änderungen in beiden Richtungen sind suspekt. Es ist in diesen Fällen zu prüfen, ob das Messfeld korrekt abgegrenzt ist. Neu aufgetretene Wirbelfrakturen können durch Höhenverlust des Wirbelkörpers und Stauchung der Spongiosa die Knochendichte eines einzelnen Wirbelkörpers sprunghaft ansteigen lassen. Auch eine osteoplastische Metastasierung in einzelne Wirbelkörper führt zu erheblichen Dichtezunahmen.

Andererseits kann in einem zum Zeitpunkt der Vormessung frisch frakturierten Wirbelkörper durch „Abräumung" von Spongiosafragmenten die Dichte deutlich abnehmen (weitere Störfaktoren vgl. Frage 34).

32   Wie ist es zu interpretieren, wenn die Ergebnisse der densitometrischen Wirbelkörpermessung und Femurmessung erheblich divergieren ?

Kurzantwort: Die häufigsten Konstellationen mit derartigen Divergenzen sind:
1. die achsenskelettbetonte Osteoporose mit noch normaler Knochendichte am proximalen Femur bei frühen postmenopausalen Osteoporosen,
2. die deutliche Osteopenie am proximalen Femur bei falsch hohen Dichtewerten an der LWS (z.B. durch Spondylophyten) vor allem im höheren Lebensalter.

Detaillierte Antwort: Die densitometrischen Messbefunde an der LWS und am proximalen Femur sind nur in etwa 50% der Fälle konkordant, Divergenzen in beiden Richtungen kommen häufig vor.

Die Osteoporose ist eine systemische generalisierte Skeletterkrankung, die das Skelett stets symmetrisch, aber nicht immer homogen betrifft. Sehr häufig, insbesondere bei der frühen postmenopausalen Osteoporose, sind deutlich achsenskelettbetonte Verläufe zu beobachten mit starker Osteopenie an der LWS durch zunächst bevorzugten Verlust an spongiösem Knochen und mit Normalbefund oder moderater Osteopenie am proximalen Femur. Noch deutlicher sind diese Unterschiede bei Messungen am Radiusschaft, einem rein kortikalen Messort.

Umgekehrte Verhältnisse, also hohe Dichtewerte an der LWS und niedrige Werte am Femur, werden vor allem bei fortgeschrittenen degenerativen Veränderungen an der Wirbelsäule beobachtet, zumeist bei Patienten im höheren Lebensalter (weitere Faktoren, die Diskrepanzen verursachen können, vgl. Frage 34).

33   Warum wird insbesondere bei Männern die Osteoporose durch Messung an der Wirbelsäule oft unterschätzt?

Kurzantwort: Männer haben häufiger als Frauen degenerative Wirbelsäulenveränderungen, die zu Sklerosierungen an Wirbelkörpern und Wirbelgelenken führen und bei der üblichen posterior-anterioren DXA-Messung im Strahlengang liegen.

Detaillierte Antwort: Insbesondere degenerative Bandscheibenprozesse mit Höhenverlust des jeweiligen Diskus führen zu starken Sklerosierungen im Bereich der angrenzenden Grund- und Deckplatten (Osteochondrose) und im weiteren Verlauf oft zur Osteophytenbildung (Spondylosis deformans).

Daneben treten oft auch Verdichtungen an den kleinen Wirbelgelenken auf (Spondylarthrose). Da alle diese Veränderungen stark mineralisieren und bei der üblichen posterior-anterioren Messung der Lendenwirbelsäule mit DXA-Technik im Messfeld liegen, ist der Dichtewert an der Wirbelsäule absolut erhöht. Bei Männern sind diese Befunde häufiger, insbesondere bei Berufsgruppen mit starker körperlicher Belastung.

34   Welches sind die häufigsten Fehlerquellen bei der DXA-Messung?

Kurzantwort: Diverse nicht mit dem Osteoporoseprozess assoziierte Dichteänderungen im Messfeld können den Messbefund modifizieren und zu falsch positiven oder negativen Ergebnissen führen.

Detaillierte Antwort: Bei der DXA-Technik handelt es sich um eine Absorptionsmessung, bei der die Abschwächung eines definierten gefilterten Strahlenbündels beim Durchdringen des Körpers gemessen wird. Die Strahlenschwächung hängt überwiegend vom Calciumgehalt (dem Element mit der höchsten Ordnungszahl) im Strahlengang ab. Tab. 10 listet verschiedene Faktoren auf, die das Messergebnis signifikant beeinflussen können.

Es ist aus dieser Liste ersichtlich, dass im Messbereich des proximalen Femurs seltener Störfaktoren als an der Lendenwirbelsäule vorkommen, so dass im Zweifel der Femur der sicherere Messort ist. Als Störfaktoren wirken hier lediglich Frakturen, Metallschrauben oder Hüftgelenksimplantate.

Tab. **10** Störfaktoren bei der Messung der Knochendichte an der Lendenwirbelsäule mit DXA-Technik

– ausgeprägte Aortensklerose mit Kalzifikationen

– extraossäre Verkalkungen (z. B. Myositis ossificans)

– Osteochondrose mit Spondylosis deformans

– Deckplatteneinbruch und Kompressionsfrakturen

– Jod- oder Bariumkontrastmittel im Messfeld

– Strontiumeinlagerung bei therapeutischer Anwendung

– Metall-Kleiderverschlüsse, Calciumtabletten

– emittierte Strahlung nach kurz zuvor durchgeführter Skelettszintigraphie

35 **Welche Wertigkeit haben die quantitative CT- und die DXA-Methode für die Diagnosestellung des Stadiums einer Osteopenie/Osteoporose ?**

Kurzantwort: Weltweit gilt heute die DXA-Methode als Goldstandard der Osteodensitometrie. Bei fehlender Vergleichbarkeit der Ergebnisse ist die axiale CT-Untersuchung (aQCT) an der LWS eine Alternative, die periphere Messung am Radius (pQCT) allenfalls die dritte Wahl.

Detaillierte Antwort: Bei der DXA-Methode werden Spongiosa und Kortikalis, z. B. an der Lendenwirbelsäule oder am proximalen Femur, zusammen (integral) gemessen. Daneben sind auch Ganzkörpermessungen des Knochenmineralgehaltes möglich. Der erhaltene „Flächenwert" in g/cm^2 zeigt eine sehr gute Korrelation zum künftigen Frakturrisiko. Die WHO-Definition der Osteoporose mit Festlegung von Schwellenwerten (T-Score) bezieht sich primär auf DXA-Messbefunde (vgl. Frage 22). Daher wird diese Messmethode heute weltweit in allen großen Therapiestudien neben der Fraktur als ein wichtiger Kontrollparameter gefordert.

Die CT-Methoden messen einen volumenbezogenen Dichtewert in g/cm^3 und erlauben eine separate Auswertung von Spongiosa und Kompakta. In der Praxis ist dies jedoch offenbar kein Vorteil, denn das Frakturrisiko korreliert besser mit dem integralen Flächenwert. Nach eigener Erfahrung wird der Grad einer Osteoporose auf der Basis einer aQCT-Messung und noch häufiger bei der pQCT oft überschätzt. Da bei Wiederholungsmessungen exakt die gleiche Schnittebene gefunden werden muss, ist die Reproduzierbarkeit der QCT oft schlechter als bei der DXA-Messung. Schließlich ist die Strahlenbelastung erheblich höher: Die effektive Strahlenexposition beträgt bei der DXA-Untersuchung der LWS 1 µSv und bei der aQCT-Messung der LWS 30 µSv.

Zusatzinformation: vgl. Frage 29

36   Welchen Stellenwert haben Ultraschalluntersuchungen im Vergleich zu den radiologischen Densitometrieverfahren?

Kurzantwort: Die Sonometrie am Kalkaneus oder anderen skelettalen Messorten ist eine wissenschaftlich interessante Screeningmethode. Die Messbefunde der verschiedenen Ultraschalltechniken werden aber von den meisten Experten als nicht genügend sichere Basis für eine Therapieentscheidung beim einzelnen Patienten erachtet.

Detaillierte Antwort: Bei der quantitativen Ultraschalluntersuchung (QUS) werden die Schallgeschwindigkeit und Schallabschwächung im Knochengewebe separat gemessen. Welche physikalischen Eigenschaften des durchdrungenen Knochens und der Weichteile diese Messungen beeinflussen, ist unklar. Beide Messgrößen korrelieren in unterschiedlicher Weise mit der Festigkeit der Knochenstrukturen. Meist wird eine aus beiden Parametern abgeleitete Größe, die so genannte Bone Stiffness, für die Auswertung benutzt. Diese wird als T-Score-Wert oder Prozentwert der Altersnorm angegeben.

Bei der Kalkaneusmessung im Wasserbad können die Wassertemperatur und Luftblasen die Messergebnisse verändern. Bei allen Methoden sind u. a. Abweichungen in der Richtung von Schallkopf und Empfänger oder Änderungen der Knochen- bzw. Weichteildurchblutung potenzielle Störfaktoren.

In zahlreichen großen Untersuchungsreihen wurde gezeigt, dass die mit QUS gemessene Festigkeit (stiffness) nur mäßig mit den klassischen DXA-Messbefunden an LWS oder proximalem Femur korreliert. Andererseits ergeben epidemiologische Studien eine gute Korrelation zwischen dem QUS-Befund am Fersenbein und dem künftigen Risiko proximaler Femurfrakturen.

Nach eigener Einschätzung sollte die QUS-Messung am Kalkaneus bis auf weiteres allenfalls als erstes Screening eingesetzt werden. Die Indikation zu einer langzeitigen und teuren pharmakologischen Therapie allein auf der Basis eines sehr niedrigen QUS-Messbefundes zu stellen, erscheint nicht gerechtfertigt. Hinzu kommt, dass natürlich auch ein normaler Messbefund nicht den sicheren Ausschluss einer Osteoporose des Achsenskeletts erlaubt. Die Häufigkeit falsch positiver oder falsch negativer Messbefunde ist für die verschiedenen Messorte nicht genügend untersucht.

Zusatzinformation: Sonometriegeräte mit anderen Messorten (Tibia, Patella, Phalangen der Finger) sind noch weniger validiert als die QUS am Kalkaneus. Definitiv obsolet ist die Hautdickenmessung mit Ultraschall als Surrogat für die Osteodensitometrie (vgl. Frage 26).

37 **Können Patienten, die bereits eine Erstuntersuchung hatten, auf einem messtechnisch vergleichbaren Gerät desselben oder eines anderen Herstellers nachuntersucht werden?**

Kurzantwort: Wenn keine Kreuzkalibrierung durchgeführt wurde, sind Abweichungen von mehreren Prozent möglich, so dass der mögliche Effekt einer Behandlung nicht beurteilt werden kann.

Detaillierte Antwort: Schon bei Messung mit dem gleichen Gerätetyp des selben Herstellers kann die Irrtumswahrscheinlichkeit in der Reproduzierbarkeit mehrere Prozent betragen. Bei vorliegender Eichung beider Geräte mit einem Phantom (z. B. Europhantom) kann dieser Fehler minimiert werden.

Bei DXA-Geräten verschiedener Hersteller mit physikalisch-technischen Unterschieden steigt die Irrtumswahrscheinlichkeit noch erheblich an und wird auch durch eine Kreuzkalibrierung nur unzureichend kompensiert.

Messergebnisse mit verschiedenen Messtechniken und an unterschiedlichen Messorten sind praktisch nicht vergleichbar. Andererseits steigt mit der Anzahl der Messorte die Sicherheit der diagnostischen Aussage.

Prävention

38 **Gibt es diagnostische Vorbedingungen
für eine medikamentöse Prävention?**

Kurzantwort: Ein erhöhtes Risiko für Knochensubstanzverlust bzw.
osteoporotische Frakturen sollte aufgrund definierter diagnostischer Er-
hebungen für den Einzelfall verifiziert sein. Nur auf dieser Basis kann eine
gute Langzeit-Compliance für eine medikamentöse Osteoporoseprävention erreicht werden.

Detaillierte Antwort: Nach Identifikation entsprechender Risikofaktoren können unspezifische Präventionsmaßnahmen (Änderung des per-
sönlichen Lebensstils: u. a. Ernährung, Bewegung) ohne weitere Diagnostik in Eigenregie durchgeführt werden.

Unter einer medikamentösen Prävention verstehen wir je nach Einzelfall die Anwendung von Calcium/Vitamin D_3, Sexualhormonen und
in besonderen Situationen auch von Osteoporosetherapeutika wie Raloxifen, Bisphosphonate oder Calcitonin.

1. Diagnostische Vorbedingungen für eine Calcium/Vitamin-D-Substi-
tution:
  – sorgfältige Anamnese der Risikofaktoren (gravierende Risikofakto-
    ren sind u. a. niedriges Körpergewicht, positive Familienanamnese
    und vorbestehende Frakturen)
  – Ernährungs- und Verhaltensanamnese
    (Milchprodukte?, Sonnenexposition?)
  – Frage nach Nierensteinen
    (eventuell Messung der Urincalcium-Ausscheidung)
  – Osteodensitometrie nicht obligat
2. Diagnostische Vorbedingungen für Sexualhormone
  und andere spezifische Osteoporosetherapeutika:
  – sorgfältige Risikofaktorenanamnese
  – Frakturanamnese (Achsenskelett, peripheres Skelett)
  – Osteodensitometrie
  – Laborprogramm (BSG, Blutbild, Calcium, Phosphor,
    alkalische Phosphatase, γGT, Kreatinin, Elektrophorese)

Bei eindeutigen Osteoporose-Risikofaktoren, aber noch normaler Knochendichte kommt eine generelle Lebensstilberatung eventuell plus
Calcium/Vitamin-D-Substitution infrage.

Bei präklinischer Osteoporose (T-Score – 1,0 bis – 2,5 SD; vgl. Frage 22) ist bei Frauen weiterhin die Östrogen/Gestagen-Substitution (HST) eine etablierte Präventionsmöglichkeit.

Bei Frauen nach den Wechseljahren ohne klimakterische Beschwerden ist Raloxifen eine gute Möglichkeit, einem progredienten Knochensubstanzverlust vorzubeugen.

Bei präklinischer corticoidinduzierter Osteoporose kann im Einzelfall auch eine Bisphosphonattherapie angezeigt sein (vgl. Frage 92).

39 Sind Osteoporose-Präventionsmaßnahmen bei jedermann bzw. jeder Frau sinnvoll? Lebenslang oder in bestimmten Lebensphasen?

Kurzantwort: Osteoporoseprävention im Sinne des Vermeidens von selbst beeinflussbaren Risikofaktoren ist von der Kindheit bis ins hohe Alter sinnvoll. Spezielle Maßnahmen hängen vor allem von den individuellen Risikofaktoren und der Knochendichte ab. Dies gilt für Frauen wie für Männer.

Detaillierte Antwort: Das Vermeiden von beeinflussbaren Risikofaktoren ist ein wichtiger erster Schritt zur Osteoporoseprävention, der durch entsprechende Aufklärung von jeder Person möglichst lebenslang beachtet werden sollte (z. B. calciumreiche Ernährung, Bewegung, Verzicht auf übermäßigen Konsum von Koffein, Nikotin, Alkohol).

Eine postmenopausale Hormonsubstitution (HST) zur Vermeidung des in dieser Lebensphase oft beschleunigten Knochensubstanzverlustes kann im Prinzip empfohlen werden. Der postulierte gleichzeitige Nutzen bezüglich des Risikos von Herzkreislauferkrankungen konnte in einer großen prospektiven Studie (HERS) nicht bestätigt werden. Die Langzeitakzeptanz der HST ist schlecht. Bei langfristiger HST (über 5 Jahre) ist auch die Erhöhung des Brustkrebsrisikos zu beachten.

Bei Frauen nach den Wechseljahren mit hohem Osteoporoserisiko stellt Raloxifen eine attraktive Alternative dar, um den postmenopausalen Knochensubstanzverlust zu verhindern und erste Frakturen zu vermeiden. Das Brustkrebsrisiko wird unter dieser Behandlung nicht erhöht; die bisherigen Untersuchungen an Osteoporosepatientinnen zeigen vielmehr, dass von einer deutlichen Risikosenkung auszugehen ist. Ferner wird die Gebärmutterschleimhaut nicht stimuliert, so dass unter dieser Medikation keine vaginalen Blutungen ausgelöst werden.

Die praktische Erfahrung lehrt, dass die Akzeptanz und Compliance einer medikamentösen Therapie oft besser sind, wenn densitometrisch eine Osteopenie oder präklinische Osteoporose dokumentiert ist.

Bei langzeitiger Corticoidmedikation ist generell eine Osteoporoseprävention angezeigt. Die Intensität dieser Präventionsmaßnahmen bzw. die Konzeption der individuellen Therapiestrategie hängt entscheidend von der Knochendichte zu Beginn der Corticoidmedikation ab, aber auch von der Höhe der Corticoiddosierung und der Grunderkrankung.

Im Senium sind Calcium- und Vitamin-D-Mangel extrem häufig. Eine Calcium/Vitamin-D-Supplementation (z. B. 800 E Vitamin D_3 und 1000 mg Calcium pro Tag) kann daher generell zur Frakturprophylaxe empfohlen werden.

40 Lässt sich Osteoporose durch täglichen Sport verhindern? Welche Sportarten, welche Mindestbelastungen?

Kurzantwort: Regelmäßige körperliche Aktivität oder Sport mit Muskelarbeit gegen Widerstände kann die Knochensubstanz erhalten oder leicht vermehren.

Detaillierte Antwort: Das Knochengewebe enthält bislang nicht genau identifizierte Mechanorezeptoren (vermutlich in den Osteozyten), durch deren Stimulation die Knochenformation induziert wird. Es gibt bislang nur wenige Studien, welche die Wirksamkeit unterschiedlicher Sport- oder Trainingsarten untersucht haben. Insgesamt wird aber zunehmend anerkannt, dass zur Vorbeugung der Osteoporose offenbar eine muskuläre Arbeit gegen Widerstand effektiver ist als z. B. Lockerungsübungen oder Bewegung im Wasser.

Am stärksten osteoinduktiv wirkt offenbar Krafttraining, das jedoch je nach Alter, Geschlecht und eventuell Komorbidität zu dosieren ist. Ein moderates Krafttraining ist für den Skeletterhalt wertvoller als z. B. Schwimmen oder Fahrradfahren. Genaue Belastungsgrade sind jedoch bisher nicht durch Studien definiert. Tab. 11 enthält wichtige Merksätze zum Thema Gymnastik und Osteoporose auf der Basis des heutigen Wissensstandes.

Tab. 11   Körperliche Aktivität und Osteoporose

1. Inaktivität begünstigt Knochensubstanzverlust und Osteoporose.
2. Jegliche Art von Bewegung ist besser als keine Bewegung.
3. Moderates Krafttraining stimuliert am ehesten die Mechanorezeptoren des Knochens.
4. Ein Trainingsprogramm muss regelmäßig, möglichst jeden Tag, durchgeführt werden.
5. Der Gewinn an Knochensubstanz geht nach Stoppen des Bewegungsprogramms sehr schnell wieder verloren.
6. Es ist nie zu spät. Auch im hohen Alter hat Bewegung noch positive Effekte auf Muskulatur und Skelett.
7. Gymnastik im Alter kann auch über Verbesserung der Koordination das Sturz- und damit Frakturrisiko senken.

41   Ist bei der Hormonsubstitution immer eine Kombination von Östrogen und Gestagen erforderlich ?

Kurzantwort: Die kombinierte Hormonsubstitutionstherapie (HST) mit Östrogen und Gestagen senkt das unter alleiniger Östrogengabe erhöhte Risiko des Endometriumkarzinoms. Sie ist daher bei Frauen, deren Gebärmutter nicht chirurgisch entfernt wurde, obligat. Bei hysterektomierten Frauen ist eine alleinige Östrogensubstitution möglich.

Detaillierte Antwort: Eine kontinuierliche alleinige Östrogenanwendung führt zur permanenten Stimulation und Hyperplasie des Endometriums und damit zu einem erhöhten Risiko der malignen Transformation.

Bei zyklischer Kombination mit einem Gestagenpräparat kommt es dagegen zu regelmäßigen Abbruchblutungen. Der physiologische Zyklus wird imitiert und das Risiko des Endometriumkarzinoms wieder gesenkt. Auch eine kontinuierliche Gestagengabe hebt den proliferierenden Effekt der gleichzeitig verabreichten Östrogene auf die Gebärmutterschleimhaut auf. Hysterektomierte Frauen können dagegen eine HST allein mit Östrogen durchführen.

Auf das leicht erhöhte Brustkrebsrisiko bei Langzeit-HST hat die zyklisch-intermittierende oder auch kontinuierliche Kombination der Östrogene mit Gestagen keinen gesicherten Einfluss.

Zusatzinformation: Unter den postmenopausalen Frauen ohne HST haben die adipösen Frauen ein erhöhtes Risiko, ein Endometriumkarziom zu entwickeln, da sie relativ höhere Östrogenspiegel als ihre schlanken Altersgenossinnen haben. Ursache ist die Konversion von adrenalen Androgenen zu Östradiol im Fettgewebe.

42 Ist die Hormonsubstitutionstherapie jenseits des 70. Lebensjahres noch sinnvoll?

Kurzantwort: Östrogene sind bis ins hohe Lebensalter antiresorptiv auf das Knochengewebe wirksam. Eine von der Patientin akzeptierte und laufende HST kann daher bis ins hohe Alter fortgeführt werden. Der Beginn einer HST nach dem 70. Lebensjahr wird meist nicht mehr akzeptiert; wenn überhaupt müsste die HST nun einschleichend begonnen werden.

Detaillierte Antwort: Die HST mit Östrogen und Gestagen bzw. mit Östrogen allein bei hysterektomierten Frauen wird zur Prävention des postmenopausalen Knochensubstanzverlustes eingesetzt. Viele Frauen beginnen die Behandlung bei klimakterischen Beschwerden. Wird die HST nach wenigen Jahren gestoppt, ist 5 Jahre später praktisch kein Vorteil mehr bezüglich des Osteoporoserisikos nachweisbar. Die HST muss zu diesem Zweck langzeitig durchgeführt werden (mindestens 8 bis 10 Jahre).

Theoretisch wäre auch eine spätere Anwendung, z.B. zwischen dem 65. und 75. Lebensjahr, sinnvoll. Der osteoprotektive Effekt der Östrogene – gemessen am Erhalt der Knochendichte – ist im Prinzip bis ins hohe Lebensalter gegeben und schwächt sich im Senium allenfalls leicht ab. Der frakturensenkende Effekt wurde kürzlich erstmals prospektiv im Rahmen der WHI-Studie (Woman Health Initiative) gesichert.

Andererseits sind die klimakterischen Beschwerden in der frühen Postmenopause die primäre Indikation zum Beginn einer HST. Bei späterem Beginn wird das Wiederauftreten von Monatsblutungen von den Patientinnen meist schlecht toleriert. Bei kontinuierlich-kombiniertem Therapiemodus tritt dieses Problem allerdings nicht oder nur in abgeschwächter Form auf. In jedem Fall ist bei spätem Beginn einer HST initial mit größeren Verträglichkeitsproblemen zu rechnen. Daher soll die HST im höheren Alter immer mit einschleichender Dosierung und intensiver Patientenbetreuung begonnen werden.

43 Kann zur Osteoporoseprävention auch Raloxifen eingesetzt werden ?

Kurzantwort: Raloxifen (EVISTA®), ist der erste verfügbare SERM (Selektive Estrogen-Rezeptor-Modulator), der zur Prävention und Therapie der postmenopausalen Osteoporose zugelassen ist. Raloxifen kann den Abbau der Knochensubstanz verlässlich verhindern und damit das Frakturrisiko senken.

Detaillierte Antwort: SERM steht für **S**elektive **E**strogen-**R**ezeptor-**M**odulatoren, eine relativ neue Arzneimittelgruppe, die chemisch ganz unterschiedliche Substanzen umfasst. Sie wirken primär über den Östrogenrezeptor, verändern gewebespezifisch dessen Aktivität und üben so an verschiedenen Geweben differente Effekte aus. Raloxifen ist z.B. osteoprotektiv und antiatherosklerotisch wirksam, hemmt aber die Proliferation von Endometrium und Mammagewebe. Klimakterische Beschwerden werden durch Raloxifen nicht gemildert, sondern eher leicht verstärkt.

Aufgrund der in sehr umfangreichen Studien bewiesenen positiven Effekte auf Knochendichte und Frakturinzidenz ist Raloxifen heute weltweit zur Prävention und Therapie postmenopausaler Osteoporosen zugelassen. Dabei hat die Behandlung mit Raloxifen das höchste Gütesiegel der Evidence based medicine (EBM-Klassifikation A). Der fraktursenkende Effekt von Raloxifen liegt in der gleichen Größenordnung wie bei der Bisphosphonattherapie.

Die hohe antiosteoporotische Potenz von Raloxifen und die therapeutisch interessanten Begleiteffekte (z.B. signifikante Senkung des Brustkrebsrisikos, Verbesserung des Lipidprofils und insgesamt günstige Wirkung auf das kardiovaskuläre Risiko) werden bisher nicht genügend genutzt und sind Gegenstand weiterer gezielter klinischer Prüfungen, um die bislang vorliegenden viel versprechenden Befunde zu erhärten.

44 Aktueller Stand der Prävention? Was ist gesichert?

Kurzantwort: Für verschiedene Osteoroseformen und verschiedene Lebensphasen existiert ein breiter nationaler und internationaler Konsens bezüglich empfehlenswerter Präventivmaßnahmen (vgl. Leitlinien, Guidelines).

Detaillierte Antwort: Die Vermeidung von selbst beeinflussbaren Osteoporose-Risikofaktoren kann lebenslang aktiv betrieben werden. Daneben gibt es für verschiedene Osteoporoseformen bzw. bestimmte Lebensphasen einige spezifische Empfehlungen zur Prävention:

1. Kindesalter: ausgewogene Ernährung mit hohem Anteil von Milchprodukten, regelmäßige körperliche Aktivität
2. Frauen in der frühen Postmenopause: Hormonsubstitution mit Östrogen plus zyklisch Gestagen bzw. mit Östrogen allein bei hysterektomierten Frauen, generell alternativ und bei hohem Osteoporoserisiko Raloxifen (vgl. Fragen 39 und 43)
3. Frauen in der späteren Postmenopause: Etwa ab dem 60. Lebensjahr kann bei Frauen mit moderatem Risiko bzw. leichter Osteopenie eine Calcium/Vitamin-D-Substitution zur Prävention ausreichen. Bei höherem Risiko kann der osteoprotektive Effekt durch Raloxifen oder Bisphosphonate erheblich verstärkt werden.
4. Männer im mittleren Lebensalter: gesunde, calciumreiche Ernährung, Bewegung, Verzicht auf Nikotin und Alkohol, sorgfältige Erhebung der Risikofaktoren!
5. Senium bei Frauen und Männern: Calcium/Vitamin-D-Supplemente zur Senkung des Risikos von proximalen Femurfrakturen, Beratung und Training zur Senkung des Sturzrisikos, eventuell Hüftprotektor

Therapie

Allgemeine Therapieaspekte, Schmerztherapie

45 Was beinhaltet die Basistherapie der Osteoporose ?

Kurzantwort: Die Basistherapie der Osteoporose umfasst die einfachen Behandlungsmöglichkeiten, die grundsätzlich als „Basismaßnahmen" durchgeführt werden sollten: individuelle Erhebung der Risikofaktoren und Bekämpfung von beeinflussbaren Risikofaktoren, z.B. Bewegungsmangel, ungenügende Calcium/Vitamin-D-Versorgung, Nikotin, Alkohol.

Detaillierte Antwort: Bei jedem Patienten mit densitometrisch, röntgenologisch und klinisch nachgewiesener Osteoporose sollte eine sehr sorgfältige Risikofaktorenanamnese erfolgen. Beeinflussbare Osteoporose-Risikofaktoren (Tab. 12) sollten durch geeignete Gegenmaßnahmen beseitigt oder so weit wie möglich reduziert werden.

Die individuell angepassten Empfehlungen für die Basistherapie verlangen nach der Anamnese ein ausführliches Beratungsgespräch. Besonderer Wert ist dabei auf die körperliche Aktivität und die Ernährung zu legen. Bei der Mehrzahl der Patienten ist durch gezielte Fragen sehr rasch eine Calcium/Vitamin-D-Unterversorgung evident, die bei den meisten älteren Patienten jedoch durch eine Änderung des Lebensstils nicht sicher behebbar ist. Daher ist in der Mehrzahl der Fälle im Rahmen der Basistherapie eine Calcium/Vitamin-D-Supplementation angezeigt.

Wichtig ist auch die individuelle Beratung bezüglich Gymnastik bzw. Muskelaufbautraining und der Vermeidung von Sturzrisikofaktoren.

Tab. 12 Beeinflussbare Risikofaktoren der Osteoporose

- Inaktivität, Bewegungsmangel
- Calciummangelernährung (wenig Milchprodukte)
- Vitamin-D-Mangel (Nahrung und Sonnenlicht)
- Genussmittel (Koffein, Nikotin, Alkohol)
- Östrogenmangel (Amenorrhö, frühe Menopause)
- Langzeit-Corticoid- oder Heparintherapie
- Malabsorption (Laktoseintoleranz, einheimische Sprue, exokrine Pankreasinsuffizienz)

46 **Inwieweit muss bei der Basistherapie mit Calcium/Vitamin D eine Hyperkalzurie bzw. Nephrolithiasis-Anamnese berücksichtigt werden?**

Kurzantwort: Bei Patienten mit Nierensteinanamnese sollte die Calciumausscheidung im Urin gemessen werden. Das Risiko der Bildung von Oxalatsteinen kann durch eine strikt calciumarme Diät sogar erhöht werden.

Detaillierte Antwort: Das Risiko von Nierensteinen ist bei der üblich dosierten Supplementation mit Calcium und nativem Vitamin D nicht erhöht. Eine sehr seltene Ausnahme ist die idiopathische Hyperkalzurie, die häufiger bei Männern als bei Frauen beobachtet wird. Aufgrund der Seltenheit dieser Stoffwechselstörung ist die Indikation zu einem generellen Screening der Urincalciumausscheidung vor der Anwendung von Calcium/Vitamin D umstritten. Die renale Calciumausscheidung kann im 24-Stunden-Urin oder im morgendlichen Nüchternurin jeweils bezogen auf Kreatinin gemessen werden. In jedem Fall sollte jedoch die Calciumausscheidung bei Patienten mit früheren oder aktuellen Nierensteinen gemessen werden, um ggf. die Calcium/Vitamin-D-Dosierung zu reduzieren oder ganz darauf zu verzichten.

Es ist zu betonen, dass allenfalls auf eine Calciumsupplementation verzichtet werden sollte, keinesfalls jedoch eine calciumarme Diät empfohlen werden darf. Diese bewirkt durch Induktion eines sekundären Hyperparathyreoidismus eine erhöhte Knochenresorption und begünstigt dadurch die Osteoporose, ohne sicher vor neuen Nierensteinen zu schützen. Gerade bei der häufigsten Form der Nephrolithiasis, den Oxalatsteinen, wird durch calciumarme Kost die enterale Resorption von Oxalat begünstigt, wodurch das Steinrisiko sogar ansteigen kann.

47 **Warum muss bei Osteoporose die Schmerztherapie besonders sorgfältig durchgeführt werden?**

Kurzantwort: Schmerzen beeinträchtigen die Lebensqualität und führen zu Funktionsverlust. Speziell bei der Osteoporose erhöht der Funktionsverlust die Gefahr der Immobilität und damit der Begünstigung eines progredienten Abbaus von Skelettsubstanz.

Detaillierte Antwort: Für den Osteoporosepatienten steht subjektiv der akute oder chronische Rückenschmerz im Vordergrund seines Krankheitsgeschehens. Die Qualität der ärztlichen Hilfe wird daher zunächst an der Schmerzerleichterung gemessen, erst sekundär interessieren den Patienten Knochendichtewerte, Körperstatur und Frakturen.

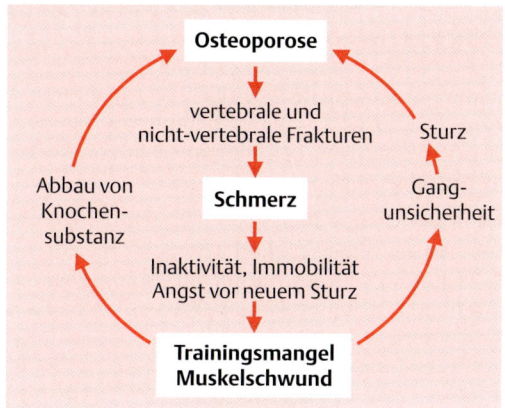

Abb. **4** Nicht suffizient therapierter Schmerz führt über Knochen- und Muskelatrophie zu vermehrtem Sturz- und Frakturrisiko bzw. fortschreitender Osteoporose.

Daneben muss dem Patienten aus ärztlich-therapeutischer Sicht unbedingt klar gemacht werden, dass der Schmerz selbst zum pathogenetischen Faktor der Osteoporose werden kann. Zwischen Schmerz, Bewegungsmangel und Osteoporose besteht nämlich ein regelrechter Teufelskreis. Unter Einbeziehung der Muskulatur handelt es sich sogar um einen doppelten „Circulus vitiosus" (Abb. **4**).

Eine konsequente Schmerzbekämpfung mit primärer Berücksichtigung und Therapie möglicher Nebenwirkungen der Analgetika gehört an den Anfang jeder Behandlung manifester Osteoporosen. In einer kürzlich in Deutschland durchgeführten multizentrischen Osteoporose-Schmerzstudie konnten wir zeigen, dass durch die Anwendung von Fentanyl-TTS-Pflastern neben einer signifikanten Schmerzreduktion insbesondere die Fähigkeit der Patienten, an Gymnastikprogrammen teilzunehmen, sehr schnell verbessert wurde (7).

Literatur

7 Ringe JD, Faber H, Felsenberg D, Minne HW, Schwalen S. Transdermal fentanyl for the treatment of back pain caused by osteoporosis. Rheumatol Int. 2002; 22: 199–203.

48 **Medikamentöse Schmerztherapie bei einem akuten Schub einer Osteoporose bzw. bei Sinterungsfrakturen ?**

Kurzantwort: Zur Vermeidung einer knochenschädlichen Immobilität ist eine individuell adaptierte, kombinierte Schmerztherapie aus peripher und zentral angreifenden Analgetika, eventuell kombiniert mit Muskelrelaxanzien und Antidepressiva, angezeigt.

Detaillierte Antwort: Tab. 13 gibt eine allgemeine Übersicht über die Möglichkeiten der kombinierten analgetischen Therapie bei chronischen Schmerzen des Bewegungsapparates, die auf die Osteoporose anwendbar ist. Für den jeweiligen Patienten kann daraus ein adäquates Therapiekonzept erstellt werden.

Bei frischen Wirbelkörpereinbrüchen oder Nachsinterungen bereits frakturierter Wirbelkörper ist eine peripher analgetische Therapie mit Paracetamol, Novaminsulfon oder NSAR meist nicht ausreichend. Gute Erfahrungen haben wir mit der alternierenden Gabe von Novaminsulfon- oder Tramadol-Tropfen alle 4–6 Stunden. In schweren Fällen könnten Patienten für einige Wochen auf eine kontinuierliche perkutane Opiattherapie mit Fentanyl-Pflaster eingestellt werden. Die häufigsten Nebenwirkungen wie Nausea und Obstipation müssen adäquat behandelt werden. Eine Abhängigkeit von Opiaten wird nicht erzeugt, das Absetzen der Therapie ist völlig problemlos.

Selbstverständlich sind je nach Verträglichkeit und Nebenwirkungen im Einzelfall die verschiedensten Kombinationen von peripher und zentral angreifenden Analgetika möglich. Oft kann die Analgetika-Bedürftigkeit durch Muskelrelaxanzien, Neuroleptika oder auch Antidepressiva reduziert werden. Eine schmerzbedingte Immobilität sollte in jedem Fall vermieden werden. Der Teufelskreis aus Immobilität und progredientem Knochenverlust (vgl. Frage 47) muss unbedingt durchbrochen werden. Bei der Gabe von NSAR sollte präventiv eine Magenschutztherapie verordnet werden (z. B. Omeprazol), insbesondere wenn in der Anamnese Reflux, Gastritiden oder Ulzera bekannt sind. Eine Alternative zu den herkömmlichen NSAR sind die neuen selektiven COX-2-Hemmer Rofecoxib und Celecoxib.

Tab. 13 Medikamentöse Therapie von akuten oder chronischen Schmerzen des Bewegungsapparates unter Berücksichtigung des Schmerztyps

Schmerztyp	Medikation
Nozizeptorschmerz	
– entzündungskorreliert	– NSAR (z. B. Ibuprofen, Diclofenac, Rofecoxib), Acetylsalicylsäure, Novaminsulfon, Corticosteroide
– tonusassoziiert	– Flupiritin, Tolperison, Muskelrelaxanzien (z. B. Tetrazepam), Lokalanästhetika
– osteogen	– Calcitonin, Bisphosphonate (z. B. Pamidronat, Ibandronat, Zoledronat i. v.)
übertragener Schmerz	– Lokalanästhetika (z. B. Ropivacain, Bupivacain)
neurogener Schmerz	– Antidepressiva (z. B. Amitriptylin, Doxepin) Antikonvulsiva (z. B. Carbamazepin, Gabapentin)
heftige Schmerzen	– Opioide (z. B. Tramadol, Fentanyl-TTS)

49 Wann ist der Einsatz von stark wirksamen Opioiden in der Schmerztherapie der Osteoporose angebracht?

Kurzantwort: Bei frischen osteoporotischen Deckplatteneinbrüchen oder Kompressionsfrakturen sind die heftigen Rückenschmerzen oft nur durch Opioide zu beherrschen.

Detaillierte Antwort: Der akute Schmerz in den ersten Tagen nach Wirbelkörpereinbrüchen wird in der Regel als unerträglich beschrieben und führt stets zu schmerzbedingter Immobilität. Patienten, die gleichzeitig an koronarer Herzkrankheit leiden, schildern den Frakturschmerz oft schlimmer als Angina pectoris bzw. einen Myokardinfarkt. Da die Immobilität zu weiterem Knochenverlust führt, muss eine konsequente Schmerztherapie einsetzen. Diese kann mit peripher angreifenden Analgetika (z. B. Novaminsulfon) oder NSAR (Diclofenac, Rofecoxib) beginnen, wird aber meist sehr rasch auf hoch potente Opioide übergehen müssen. Nach eigener Erfahrung sollte nicht immer dem Stufenprinzip der WHO-Empfehlung gefolgt werden, sondern bei starken Schmerzen eher umgekehrt mit starken Opioiden begonnen werden, um dann die Therapie stufenweise zu reduzieren.

Ziel ist es, den Patienten sehr schnell einigermaßen schmerzarm zu bekommen, um mit einem vorsichtigen Mobilisierungsprogramm beginnen zu können (vgl. Frage 47 zum Circulus-vitiosus-Schmerz – Osteoporose und zu den Erfahrungen mit Fentanyl).

50   Hat Calcitonin eine bewiesene analgetische Potenz ?

Kurzantwort: Für das Peptidhormon Calcitonin wird neben dem spezifischen Effekt auf die Osteoklasten eine unabhängige analgetische Potenz postuliert, die über Rezeptoren im zentralen Nervensystem und eventuell auch über periphere Mechanismen vermittelt sein soll.

Detaillierte Antwort: In Tierversuchen wurde erstmals 1961 gezeigt, dass die Schmerzwahrnehmung durch intrazerebro-ventrikuläre Applikation von Calcitonin gesenkt werden kann. Zahlreiche nachfolgende Studien belegten analgetische Effekte bei skelettalen und extraskelettalen Schmerzsyndromen. Als ein möglicher Mechanismus wird die vermehrte Freisetzung von Endorphinen diskutiert. Eine Schmerzreduktion wurde sowohl bei subkutaner als auch bei nasaler Applikation des Hormons beobachtet. Der wissenschaftliche Beweis für eine intrinsische analgetische Potenz des Calcitonins durch umfangreiche plazebokontrollierte Doppelblindstudien steht aber noch aus.

Nach der vorliegenden Literatur setzt der analgetische Effekt, z. B. bei Knochenmetastasen, Osteoporose, Morbus Paget oder Sudeck-Syndrom, meist erst nach einigen Tagen bis zu zwei Wochen ein. Andere Analgetika können dann stufenweise reduziert werden.

Die Angaben verschiedener Experten zur analgetischen Potenz von Calcitonin sind diskrepant von hoch wirksam bis zu unwirksam. Einige Autoren beschreiben zusätzliche euphorisierende Effekte. Auch zur Rate der Nonresponder bei einzelnen Indikationen gibt es sehr unterschiedliche Angaben (vgl. analgetischer Effekt der Bisphosphonate, Frage 64).

51 **Wie wird heute die Wertigkeit der Calcitonintherapie eingestuft?**

Kurzantwort: Das natürliche Peptidhormon Calcitonin hemmt die Osteo-klasten und damit die Knochenresorption. Zusätzliche analgetische Effek-te werden sowohl bei der subkutanen als auch bei der nasalen Applika-tionsform beobachtet.

Detaillierte Antwort: Das aus 32 Aminosäuren bestehende Peptidhor-mon Calcitonin vermindert den Knochenabbau durch Bindung an spe-zifische Oberflächenrezeptoren der Osteoklasten. Die Folge bei Akutan-wendung ist ein milder Calcium senkender Effekt, bei Langzeitanwen-dung erfolgt ein moderater Anstieg der Knochendichtewerte wie bei al-len antiresorptiven Osteoporosetherapeutika. Die antiresorptive Potenz von Calcitonin ist sicher geringer als die der modernen stickstoffhalti-gen Bisphosphonate. Andererseits sind sowohl Lachs- als auch Human-calcitonin physiologische Peptide, die im Stoffwechsel degradiert und nicht im Organismus retiniert werden. Toxische Effekte sind somit nicht bekannt. Daher ist die Anwendung z.B. auch bei Kindern, gebär-fähigen jungen Frauen und während der Schwangerschaft möglich.

Bis vor kurzem fehlte der Nachweis, dass eine Calcitonin-Langzeit-therapie die Frakturinzidenz bei Osteoporose senkt. Die fünfjährige PROOF-Studie hat nun gezeigt, dass mit 200 E Calcitonin, gegeben als Nasalspray, eine signifikante Senkung der Wirbelfrakturinzidenz er-reicht werden kann. Eine nachträgliche Analyse ergab außerdem einen senkenden Effekt auf das Risiko von proximalen Femurfrakturen.

Der analgetische Effekt von Calcitonin (vgl. Frage 50) ist in zahlrei-chen Publikationen beschrieben und teilweise auch kontrovers disku-tiert worden. Er ist nach eigenen Erfahrungen oft sehr eindrucksvoll, gelegentlich aber auch nicht erzielbar. Die diesbezüglichen Daten genü-gen den Kriterien der Evidence based medicine noch nicht. Wer selbst positive Erfahrungen gemacht hat, hält daran fest, bei schweren Osteo-poroseschmerzen Calcitonin additiv im Rahmen der analgetischen The-rapie einzusetzen.

52 **Was ist die Wertigkeit von Bettruhe und Korsett-versorgung bei der Schmerztherapie der Osteoporose?**

Kurzantwort: Selbst nach frischen osteoporotischen Wirbelfrakturen ist längere Bettruhe nicht indiziert. Eine passagere Korsettversorgung kann im Rahmen der akuten Schmerztherapie hilfreich sein und die Mobilisierung beschleunigen.

Detaillierte Antwort: Im Gegensatz zu traumatischen oder malignombedingten Frakturen mit Beteiligung der Wirbelkörperhinterkante besteht bei rein osteoporotischen Frakturen praktisch nie die Gefahr des Querschnittsyndroms. Deswegen ist eine mehrwöchige Immobilisation (eventuell sogar im Gipsbett) bei osteoporotischen Frakturen nicht nötig und sogar kontraindiziert.

Zahlreiche Kasuistiken belegen nämlich, dass eine mehrwöchige Immobilisation bei Osteoporose den Knochensubstanzverlust dramatisch steigert und dass in der nachfolgenden Mobilisationsphase oft multiple Frakturen auftreten. Nach einem frischen Wirbeleinbruch oder einer Kompressionsfraktur mit heftigsten Schmerzen sollte der Patient daher nach wenigen Tagen unter einer adäquaten analgetischen Therapie (vgl. Frage 48) das Bett verlassen.

Ähnliches gilt im Prinzip für die Korsettversorgung. Eine kurzzeitige Rumpfstabilisierung kann die Schmerzen lindern und somit die Mobilisierung beschleunigen. Eine langzeitige Behandlung, insbesondere mit einem starren Korsett, führt dagegen zu progredienter Muskel- und Knochenatrophie. Starre 3-Punkt-Rahmenmieder werden wegen Schmerzen an den Druckstellen meist ohnehin nicht toleriert. Elastische Mieder mit Unterstützung der Ballonfunktion des Abdomens sind aus eigener Erfahrung in der Regel nützlicher.

53 **Welche Komponenten umfasst das Gesamtkonzept der Osteoporosetherapie und wie sollte es praktisch umgesetzt werden?**

Kurzantwort: Die Osteoporosebehandlung umfasst die Basistherapie, die Schmerztherapie und die den Knochenumbau modifizierenden Therapieformen. Die einzelnen Komponenten sind adaptiert an die Art und Schwere des individuellen Falles abgestuft einzusetzen.

Detaillierte Antwort: Die Abb. **5** zeigt ein einfaches Stufenschema zur Therapie der Osteoporose.

Die Komponenten dieses therapeutischen Spektrums sollten je nach vorliegendem Fall (Alter, Geschlecht, Osteoporoseform, -schweregrad,

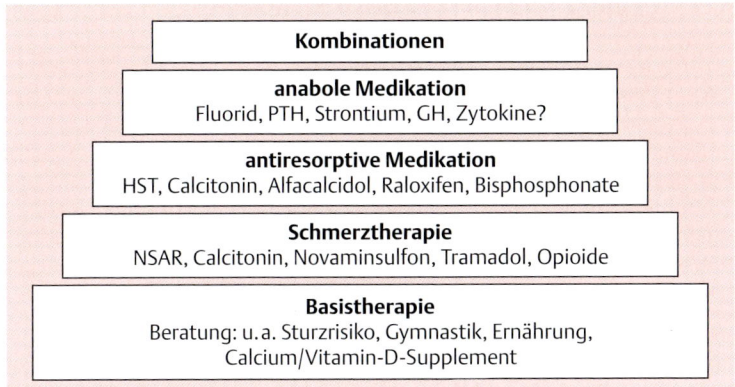

Abb. **5** Stufenpyramide der Therapie der manifesten Osteoporose.

-aktivität, Begleiterkrankungen, Verträglichkeit, Akzeptanz) individuell adaptiert zum Einsatz kommen:

1. Die Basistherapie (vgl. Frage 45) umfasst die Risikofaktorberatung und dabei insbesondere die Calcium/Vitamin-D-Substitution, die Gymnastik und die Sturzprophylaxe.

2. Die adäquate Schmerztherapie verbessert die Lebensqualität und begünstigt die Mobilisierung (vgl. Fragen 47, 48).

3. Antiresorptive Substanzen wie Raloxifen und Bisphosphonate hemmen den Knochenabbau und führen durch Zunahme der Knochendichte und Verbesserung der Qualität der verbleibenden Knochenstrukturen zu weniger Frakturen. Ebenfalls antiresorptiv wirksam sind Östrogene, Alfacalcidol und Calcitonin.

4. Osteoanabole Medikamente wie Fluorid und Parathormon (Strontium, Wachstumshormon u. a.) können bei richtiger Anwendung die Knochensubstanz eindeutig vermehren und damit das Frakturrisiko senken. Als sehr potent anabol hat sich menschliches rekombinantes Parathormon (1–34) (rhPTH[1–34]) erwiesen, das in einer Dosis von $1 \times 20\,\mu g$ täglich subkutan appliziert wird.

5. Viel versprechend sind auch Kombinationen aus antiresorptiven und osteoanabolen Substanzen. Sehr positive Daten bezüglich der Knochendichtezunahme liegen für die Kombinationen aus Östrogen/Gestagen oder Raloxifen mit Fluorid vor. Pilotstudien werden mit Bisphosphonaten plus Fluorid durchgeführt. Die Studienlage reicht aber insgesamt noch nicht für weitergehende Empfehlungen aus. Insbesondere fehlt der Nachweis, dass die beobachtete Steigerung der Knochendichte mit einem fraktursenkenden Effekt verbunden ist.

Calcium, Vitamin D, aktive D-Metabolite

54 **Wann reicht bei Osteoporose die alleinige Gabe von Calcium und Vitamin D?**

Kurzantwort: Indikationen für eine einfache und preiswerte Calcium/Vitamin-D-Supplementation sind die Frühtherapie bestimmter präklinischer Osteoporosen, die Erhaltungstherapie nach dem Absetzen z.B. einer mehrjährigen Raloxifen- oder Bisphosphonattherapie und die Prävention von Schenkelhalsfrakturen im Alter.

Detaillierte Antwort: Die tägliche orale Substitution von z.B. 800 E Vitamin D_3 und 1000 mg Calcium in Form von Kau- oder Brausetabletten wird weitgehend als Basistherapie empfohlen (vgl. Frage 45). In der Tat gibt es verschiedene Formen und Schweregrade der Osteoporose, wo diese Maßnahme entweder zunächst oder auch langzeitig allein ausreicht. Nach eigener Erfahrung können folgende Indikationen herausgestellt werden:

1. Prävention bei postmenopausalen Frauen etwa ab dem 60. Lebensjahr mit mäßiger Osteopenie (Stadium 0), wenn weitergehende Maßnahmen nicht erforderlich erscheinen, kontraindiziert sind oder abgelehnt werden
2. moderate präklinische, primäre Osteoporose bei Männern (LWS-T-Score – 1,0 bis – 2,0 SD)
3. normale oder niedrig normale Knochendichtewerte zu Beginn einer Langzeit-Corticoidtherapie (T-Score > – 1,5 SD)
4. Erhaltungstherapie nach mehrjähriger spezifischer Osteoporosetherapie
5. Reduktion des Risikos von Oberschenkelhalsfrakturen bei älteren Patienten mit signifikanter Dichteminderung am proximalen Femur und normaler Dichte an der Lendenwirbelsäule

Verlaufskontrollen der Knochendichtewerte individuell nach 1 – 2 Jahren können zeigen, ob die Calcium/Vitamin-D-Substitution ausreicht oder ob die Therapie intensiviert werden muss.

55 **Worauf beruhen die therapeutischen Unterschiede von Alfacalcidol und nativem Vitamin D_3 ?**

Kurzantwort: Nur bei bestehendem Vitamin-D-Mangel können mit nativem Vitamin D Effekte auf den Calcium-Phosphat-Stoffwechsel bzw. die Knochendichte erzielt werden. Alfacalcidol wird in der Leber zu 1,25-Di-hydroxycholecalciferol (= Calcitriol) hydroxyliert, dem hochaktiven D-Hormon mit spezifischen Effekten auf Darm, Knochen, Nebenschilddrüsen und zahlreiche andere Gewebe.

Detaillierte Antwort: In hohen Dosen ist natives Vitamin D in der Lage, eine Rachitis oder Osteomalazie auszuheilen; dabei handelt es sich um Krankheiten mit schwerem Vitamin-D-Mangel oder Vitamin-D-Resistenz.

In ausgewählten Patientengruppen älterer Menschen mit niedrigen Vitamin-D-Spiegeln kann natives Vitamin D die erhöhten Parathormonspiegel absenken, die Knochendichtewerte leicht anheben und die Inzidenz nicht-vertebraler Frakturen reduzieren.

Bei Osteoporosepatienten mit ausreichender Vitamin-D-Versorgung können dagegen von einer Vitamin-D-Supplementation keine weiteren Effekte erwartet werden. Dennoch werden Calcium/Vitamin-D-Supplemente auch bei diesen Patienten oft verordnet, um eine ausreichende Versorgung in jedem Fall sicherzustellen.

Zusätzliches natives Vitamin D wird im Fett gespeichert oder in der Leber zu $25\text{-}OH\text{-}D_3$ hydroxyliert, aber bei normalen $1,25\text{-}(OH)_2\text{-}D_3$-Spiegeln in den Nieren nicht weiter zum aktiven D-Hormon umgewandelt. Die zweite Aktivierungsstufe in der Niere (1α-Hydroxylase) ist nämlich im Sinne eines negativen Feedbacks streng durch die Substratmenge reguliert.

Hierauf beruht der entscheidende Unterschied zum Alfacalcidol, das keine Hydroxylierung in der Niere benötigt, da das Molekül bereits an Position 1α hydroxyliert ist. Nach enteraler Resorption wird das 1α-Cholecalciferol (Alfacalcidol) in der Leber quantitativ in $1,25\text{-}(OH)_2\text{-}D_3$, also in Calcitriol bzw. aktives D-Hormon, umgewandelt. In Tab. **14** sind die wichtigsten Unterschiede zwischen nativem Vitamin D und Alfacalcidol gegenübergestellt.

Tab. **14**   Natives Vitamin D oder Alfacalcidol?

Natives Vitamin D	Alfacalcidol
– Nahrungssupplement	– hormonale Therapie
– nur wirksam bei Vitamin-D-Unterversorgung	– Prodrug von Calcitriol, Aktivierung in Leber und Knochen
– bei ausreichender Vitamin-D-Versorgung keine weitere Aktivierung von 1,25-$(OH)_2$-D_3 (D-Hormon)	– resultierende erhöhte D-Hormon-Spiegel senken PTH und hemmen Knochenresorption

56   **Welche Therapieindikationen gibt es für die aktiven D-Metabolite Calcitriol und Alfacalcidol?**

Kurzantwort: Calcitriol ist nur für die Therapie der renalen Osteopathie, Alfacalcidol für die Osteoporose zugelassen. Letzteres hat einen positiven Effekt auf die Knochendichte und wahrscheinlich auch auf die Frakturinzidenz. Direkte Vergleichsstudien zum nativen Vitamin D liegen für die postmenopausale Osteoporose leider nicht vor.

Detaillierte Antwort: Bei normaler Leber- und Nierenfunktion wird Vitamin D im Organismus zu 1,25-Dihydroxycholecalciferol (= Calcitriol) aktiviert. Diese Substanz ist in Deutschland zugelassen zur Prävention und Therapie der renalen Osteopathie bei Dialysepatienten bzw. in der Prädialyse.

Alfacalcidol ist ein Prodrug von Calcitriol. Das Steroid ist bereits an Position 1α hydroxyliert und wird bei der ersten Leberpassage weiter zu 1,25-Dihydroxycholecalciferol hydroxyliert.

Zahlreiche, vor allem japanische Studien haben einen positiven Effekt von 1 µg/d Alfacalcidol auf Knochendichte und Knochengewebequalität belegt. Die Frakturdaten zeigen zumindest einen positiven Trend an.

Eigene Erfahrungen beziehen sich vor allem auf die corticoidinduzierte Osteoporose. Die Therapie mit 1 µg Alfacalcidol plus 500 mg Calcium täglich ist hier offenbar einer Therapie mit 1000 E Vitamin D plus 500 mg Calcium täglich überlegen (8).

Indikationen für Alfacalcidol sind neben moderaten Fällen von Corticoidosteoporose Unverträglichkeiten von anderen spezifischen Osteoporosetherapeutika bei manifesten postmenopausalen Osteoporosen, aber auch idiopathische juvenile oder prämenopausale Osteoporosen.

Zu bedenken ist, dass Alfacalcidol eine physiologische, nicht toxische Substanz ist. Dennoch sind Laborkontrollen anzuraten, da es sich um ein sehr stoffwechselaktives Hormon handelt, das bei hoher Dosierung rasch zu Hyperkalzurie bzw. Hyperkalzämie führen kann (begleitende Calciumdosis nicht über 500 mg/d).

Literatur

8   Ringe JD, Cöster A, Meng T, Schacht E, Umbach R. Treatment of glucocorticoid-induced osteoporosis with alfacalcidol/calcium versus vitamin D/calcium. Calcif Tissue Int. 1999; 63: 337 – 340.

57   Rolle der D-Metabolite bei der Therapie des sekundären Hyperparathyreoidismus bei Niereninsuffizienz?

Kurzantwort: Calcitriol oder Alfacalcidol jeweils plus Calciumcarbonat ist die anerkannte Therapiestrategie, um bei chronischer Niereninsuffizienz den Serumcalciumspiegel anzuheben, Parathormon und Phosphat zu senken und damit die Entwicklung einer renalen Osteopathie hintanzuhalten.

Detaillierte Antwort: Die entscheidenden Pathomechanismen, die bei chronischer Niereninsuffizienz bzw. Dialysepatienten eine renale Osteopathie auslösen, sind die mangelnde Aktivierung von Vitamin D in der Niere und der sekundäre Hyperparathyreoidismus. Als Ausdruck der Störung im Serum findet man vor allem eine Hypokalzämie und eine Hyperphosphatämie. Das Hauptziel der Prävention der renalen Osteopathie, die zu erheblicher Morbidität führen kann, ist die Normalisierung dieser beiden Parameter. Eine Therapie mit Calcitriol oder Alfacalcidol gleicht das vorhandene Defizit an D-Hormon aus, hebt den Calciumspiegel an und reduziert den sekundären Hyperparathyreoidismus. Die Zugabe von Calciumcarbonat hebt den Calciumspiegel zusätzlich an und senkt den Serumphosphatspiegel durch Hemmung der enteralen Phosphatresorption.

Bei den häufig komplexen Formen der renalen Osteopathie mit gleichzeitiger Osteomalazie wird durch die Gabe eines aktiven D-Metaboliten die Mineralisation des Osteoids gesteigert. Natives Vitamin D oder 25-Hydroxycholecalciferol haben keine Indikation zur Prävention und Therapie der renalen Osteopathie.

Bisphosphonattherapie

58 **Welche Effekte haben Bisphosphonate auf die Knochenzellen und damit auf den Knochenumbau (Bone Turnover)?**

Kurzantwort: Bisphosphonate binden sehr selektiv auf den Knochenoberflächen und hemmen dort die vorhandenen Osteoklasten und die Rekrutierung neuer Osteoklasten. Damit kommt es zu einer raschen und nachhaltigen Hemmung der Knochenresorption und einer verzögerten Knochenformation. Die Knochenumbauvorgänge werden verlangsamt.

Detaillierte Antwort: Bisphosphonate haben aufgrund ihrer Basiskonfiguration eine hohe physiko-chemische Affinität zu Hydroxyapatit und lagern sich bevorzugt an Knochenoberflächen mit aktuellen Umbauvorgängen an (in der Skelettszintigraphie: Anreicherung von technetiummarkiertem Bisphosphonat in Arealen mit krankhaft gesteigertem Knochenumbau).

In der aktiven Osteoklasten-Population kommt es nach Aufnahme der Bisphosphonate zu einer Hemmung der Ausprägung basaler Zotten, der festen Anhaftung an die Knochenoberflächen sowie der basalen Säure- und Kollagenasesekretion. Der somit inaktivierte Osteoklast verliert den Kontakt zur Knochenoberfläche, die Resorption sistiert, es kommt zur Apoptose (zu den molekularen Mechanismen vgl. Zusatzinformation in Frage 61).

Der Nachschub an neuen Osteoklasten wird wahrscheinlich indirekt über die Osteoblasten gehemmt. Diese sezernieren Zytokine, welche die Fusion von Monozyten/Makrophagen zu mehrkernigen Präosteoklasten und deren Ausreifung hemmen.

Biochemische Marker des Knochenumbaus zeigen bereits nach wenigen Tagen Bisphosphonattherapie eine Reduktion der Knochenresorption (z. B. Desoxypyridinolin, Kollagen-Telopeptid NTX), während eine Aktivitätsminderung der Osteoblasten erst verzögert nach mehreren Wochen nachweisbar wird (z. B. Osteocalcin, knochenspezifische alkalische Phosphatase). Wichtig ist, dass sich der Knochenumbau in der Regel nach etwa einem halben Jahr auf einem niedrigeren Niveau (z. B. 50 % unter der Ausgangslage) einpendelt und der Knochenumbau (und damit die Erneuerung des Knochens!) nicht völlig zum Stillstand kommt.

59 **Steigt im Laufe einer Bisphosphonattherapie die Knochen-masse oder nur die Knochendichte an, und wie erklären sich die positiven Effekte auf die Frakturinzidenz?**

Kurzantwort: Unter einer Bisphosphonattherapie steigt im Wesentlichen die Knochendichte an. Ein geringer Zugewinn an Knochenmasse entspricht dem Auffüllen der aktuellen Resorptionslakunen. Der Erhalt der Mikroarchitektur der Spongiosa ist vermutlich der Hauptgrund für die erhöhte Bruchfestigkeit.

Detaillierte Antwort: Nach Hemmung der osteoklastären Resorption durch die Bisphosphonate füllen die noch aktiven Osteoblasten die Resorptionslakunen auf. Dies entspricht einem initialen diskreten Zugewinn an Knochensubstanz oder -masse.

Densitomerische Kontrollen zeigen unter einer Bisphosphonattherapie einen anhaltenden, wenn auch sich abflachenden Anstieg der Dichtewerte. Dieser Dichte- und nicht Masseanstieg ist Folge des dauerhaft reduzierten Bone Turnover. Die Knochensubstanz hat Zeit, einen höheren „Mineralisationsgrad" zu erreichen. Die Arbeitsgruppe um Meunier in Lyon hat dies durch Mikroradiogramme von Knochenschnittpräparaten nach mehrjähriger Alendronat-Therapie eindeutig nachweisen können.

Mit den heute üblichen Dosierungen von Alendronat oder Risedronat kommt es jedoch offenbar nicht zu einem völligen Sistieren der Knochenumbauvorgänge (vgl. Frage 58) mit der Gefahr von „hypermineralisiertem, überalterten Knochengewebe". Es ist jedoch nicht auszuschließen, dass sich aufgrund dieser Phänomene für die Behandlungsdauer eine sinnvolle Obergrenze herausstellen wird (vgl. Frage 60).

60 **Wie lange sollte mit Bisphosphonaten therapiert werden?**

Kurzantwort: Die entscheidenden, die Frakturinzidenz senkenden Effekte der neueren Aminobisphosphonate bei Osteoporosepatienten wurden in Studien mit meist 3-jähriger Anwendung dokumentiert. Neuere Analysen zeigen, dass bereits nach 12 Monaten Therapie eine signifikante Fraktursenkung erreicht wird.

Detaillierte Antwort: Ziel der Osteoporosetherapie ist nicht, einen maximalen Anstieg der Knochendichtewerte zu erreichen, sondern den Knochen so zu stabilisieren, dass keine neuen Frakturen und Schmerzen auftreten.

In den internationalen Studien mit Alendronat und Risedronat wurden nach 3-jähriger Anwendung bei den Wirbelkörperfrakturen Reduktionsraten von 40–60% nachgewiesen. Nach Vorgabe dieser Studien, die zur Zulassung der Substanzen für die Osteoporosetherapie führten, wird auch in Deutschland in der Regel über einen 3-jährigen Zeitraum therapiert und dann auf eine Erhaltungstherapie umgestellt.

Als Erhaltungstherapie kann nach eigener Erfahrung die Basistherapie empfohlen werden, d. h. 1000 mg Calcium plus 800 E Vitamin D täglich einschließlich calciumreiche Ernährung und regelmäßige Gymnastik (vgl. Frage 45). Änderungen der Knochendichte sollten unter der Erhaltungstherapie durch regelmäßige Messung im Abstand von 1–2 Jahren überwacht werden.

Bei moderaten Osteoporosen mit gutem Ansprechen auf die Bisphosphonattherapie kann diese im Einzelfall auch bereits nach zwei oder einem Jahr abgesetzt werden. Ein späterer neuer intensiver Therapiezyklus ist jederzeit möglich.

61 **Wie erklären sich die Unterschiede in der antiresorptiven Potenz und im Nebenwirkungsprofil verschiedener Bisphosphonate?**

Kurzantwort: Die Wirksamkeit der Knochenabbauhemmung, die Art möglicher Nebenwirkungen und die enterale Resorptionsrate hängen von der Länge und dem Aufbau der Seitenkette (R_2) der verschiedenen Bisphosphonate ab.

Detaillierte Antwort: Die Bisphosphonate ähneln strukturell dem Pyrophosphat. Die beiden Phosphatgruppen sind hier jedoch nicht durch ein Sauerstoffatom, sondern über ein C-Atom verbunden, das noch zwei freie Valenzen hat (Abb. **6**).

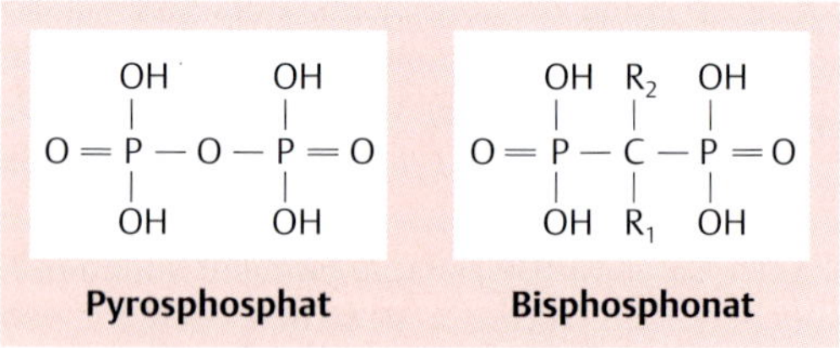

Pyrosphosphat   **Bisphosphonat**

Abb. **6** Struktur von Pyrophosphat und Grundgerüst der Bisphosphonate.

R_1 ist kurz und besteht in der Regel aus einer OH-Gruppe oder beim Clodronat aus einem Chloridatom. An R_2 hängt ein Molekül, von dessen Länge, Konfiguration und Aufbau die Pharmakologie des jeweiligen Bisphosphonats praktisch determiniert wird.

Grundsätzlich gilt, dass mit der Länge der Seitenkette R_2 offenbar die Potenz zunimmt, aber auch die bei allen Bisphosphonaten schon sehr schlechte enterale Resorptionsquote (1–3%) noch weiter abnimmt. Stickstoffatome in der Seitenkette bewirken einen signifikanten Sprung in der biologischen Wirksamkeit der Bisphosphonate. Es hat sich inzwischen gezeigt, dass die stickstoffhaltigen Aminobisphosphonate über spezielle inhibitorische Effekte im Proteinstoffwechsel (Mevalon-Stoffwechselweg, G-Proteine) die Osteoklasten hemmen und damit den Bisphosphonaten der so genannten ersten Generation (Etidronat, Clodronat, Tiludronat) antiresorptiv signifikant überlegen sind (vgl. Zusatzinformation).

Andererseits haben die Aminobisphosphonate eine höhere gastrointestinale Nebenwirkungsrate. Bei längerer Verweildauer und eventuell Haftung an der distalen Ösophagusmukosa kann es zu Läsionen oder sogar Ulzerationen kommen. Deshalb müssen bei Alendronat und Risedronat die strengen Einnahmevorschriften unbedingt eingehalten werden.

Andere stickstoffhaltige hoch potente Bisphosphonate wie Pamidronat und Zoledronat sind deshalb bisher nur als intravenöse Therapeutika und nicht zur Osteoporoseindikation zugelassen worden. Ibandronat soll in Zukunft als orale und als intravenöse Therapie für die Osteoporose entwickelt werden.

Zusatzinformation: Die molekularen Mechanismen der Bisphosphonate sind noch nicht völlig geklärt, der Wissensstand konnte aber in den letzten Jahren erheblich verbessert werden: Bei der Therapie mit Bisphosphonaten der ersten Generation entstehen falsche Adenosintriphosphat-Moleküle (ATP), wodurch der Energiestoffwechsel der Osteoklasten gehemmt wird. Bei den um mehrere Zehnerpotenzen wirksameren stickstoffhaltigen Bisphosphonaten wird die Geranyl-Geranylisierung für den Zellstoffwechsel essenzieller Proteine gehemmt und die Zellmembran geschädigt.

62 **Ist eine intravenöse Bisphosphonattherapie der Osteoporose sinnvoll?**

Kurzantwort: Die intravenöse Bolustherapie der Osteoporose mit Bisphosphonat ist zur Zeit noch nicht zugelassen. Sie wird jedoch intensiv erprobt, zeigt bisher sehr gute Ergebnisse und stellt sich somit als eine sehr interessante therapeutische Alternative zu der kontinuierlichen oralen Behandlungsform dar.

Detaillierte Antwort: Entscheidend für die antiresorptive Therapie der Bisphosphonate ist die intensive Imprägnierung der aktiven Knochenumbau-Oberflächen mit der Substanz, um den Kontakt mit den Osteoklasten zu ermöglichen. Diese Bisphosphonat-Anlagerung kann allmählich durch tägliche orale Zufuhr kleiner Dosen erfolgen (orale Dosen werden nur zu 0,5 – 3 % resorbiert!) oder schlagartig durch eine intravenöse Infusion (z.B. Pamidronat 30 – 60 mg, Zoledronat 4 mg) bzw. intravenöse Injektion (z.B. Ibandronat 1 – 2 mg). Nach den bisherigen Daten ist die antiresorptive Wirksamkeit der intravenösen Therapie der oralen Applikation zumindest gleichwertig, wenn nicht sogar aufgrund des sofortigen Wirkungseintritts überlegen. Dieser wird am schnellen Abfall der biochemischen Marker sichtbar.

Die intravenöse Therapie lässt heute bereits mehrere Vorteile erkennen:
– 100 %ige Bioverfügbarkeit der Bisphosphonate,
– keine Complianceprobleme,
– keine gastrointestinalen Nebenwirkungen.

Mögliche und zu beachtende Nebenwirkungen sind Akute-Phase-Reaktionen und Arthralgien, insbesondere bei zu kurzer Infusionszeit.

Eigene Erfahrungen ergeben, dass insbesondere Patienten mit corticoidinduzierter Osteoporose eine hohe Akzeptanz zeigen, da sie meist schon viele orale Medikamente einnehmen müssen und daher eine z.B. vierteljährliche intravenöse Bolustherapie mit Ibandronat als weniger beeinträchtigend empfinden als eine zusätzliche orale Medikation.

Zoledronat, das zur Zeit am stärksten wirksame Bisphosphonat, ist in Deutschland in Form von 4-mg-Ampullen zur Therapie malignombedingter Hyperkalzämien bei ossärer Metastasierung zugelassen. Eine erste größere Multizenterstudie bei postmenopausaler Osteoporose konnte belegen, dass eine einmalige 4-mg-Infusion pro Jahr zu einer anhaltenden Suppression der Knochenresorption sowie zu einem anhaltenden Anstieg der Knochendichtewerte führt.

Solange keine Frakturdaten mit dieser „1-×-pro-Jahr-Therapie" vorliegen, empfehlen wir bei sehr schweren Osteoporosen bzw. bei Unverträglichkeit oder Nichtwirksamkeit oraler Bisphosphonate eine 4-mg-Kurzinfusion mit Zoledronat alle 6 Monate für ein Jahr.

63   Kann auch die orale Bisphosphonattherapie intermittierend angewendet werden?

Kurzantwort: Dies ist bei Etidronat sogar die reguläre Empfehlung mit 3-monatigen Therapiezyklen von jeweils 14 Tagen Therapie und 76 Tagen Pause. Für Alendronat ist jetzt ein 1-×-pro-Woche-Schema entwickelt und zugelassen worden. Für Risedronat und Ibandronat werden intermittierende orale Therapieschemata folgen.

Detaillierte Antwort: Aufgrund ihres Wirkmechanismus und der hoch selektiven Anlagerung an die Knochenoberflächen hat die Bisphosphonattherapie einen sehr ausgeprägten Depoteffekt (vgl. intravenöse Therapie, Frage 62). Die intermittierende Etidronat-Therapie ist aber nicht deswegen entwickelt worden, sondern um einen möglichen mineralisationshemmenden Effekt bei kontinuierlicher oraler Gabe von 400 mg/d zu vermeiden. Die Studien belegten, dass bei Osteoporose 14 Tage Therapie pro Vierteljahr zu signifikanten Effekten auf den Knochenumsatz und die Knochendichte führten.

Wegen der nicht seltenen Nebenwirkungen am oberen Gastrointestinaltrakt und des daher nötigen streng reglementierten Einnahmemodus stellte sich für Alendronat die nahe liegende Frage, ob nicht durch seltenere orale Einnahme die gleiche Wirksamkeit am Knochen bei besserer Akzeptanz und Verträglichkeit möglich würde. Dies konnte durch entsprechende Studien glaubhaft belegt werden. Inzwischen ist Alendronat 70 mg einmal pro Woche weltweit zugelassen und auf dem Wege, die bisherige Therapie mit 10 mg täglich rasch zu verdrängen. Postmarketing-Analysen zeigen eine exzellente Akzeptanz und Compliance mit der „Wochentablette".

64 Wirken Bisphosphonate schmerzreduzierend bzw. haben sie eine eigene analgetische Potenz?

Kurzantwort: Die Bisphosphonattherapie systemischer und lokalisierter Osteopathien führt sehr schnell zur Schmerzreduktion. Ein vom Knochenstoffwechsel unabhängiger analgetischer Effekt ist bislang jedoch nicht bewiesen.

Detaillierte Antwort: Hochaktive osteoklastäre Resorptionsprozesse führen über den Verlust mechanisch wichtiger Trabekelstrukturen sehr schnell zu lokalisierter mechanischer Inkompetenz des Knochens. Mechanische Belastungen können dann über Verbiegungen bzw. reversible Verformungen bereits vor einer Fraktur zu Schmerzen führen.

Bisphosphonate können offenbar durch die perakute Hemmung der Osteoklasten diese Schmerzen überraschend schnell durch Stabilitätsverbesserung reduzieren. Eine signifikante Schmerzminderung in Tagen bzw. wenigen Wochen ist für verschiedene Osteopathien dokumentiert worden (Tab. 15).

Tab. 15 Osteopathien, bei denen durch Bisphosphonate ein schneller analgetischer Effekt erzielt wird

– metastastische Skelettdestruktionen
– Algodystrophie (Morbus Sudeck)
– Ostitis deformans Paget (Mobus Paget)
– fibröse Dysplasie
– primärer Hyperparathyreoidismus
– generalisierte primäre und sekundäre Osteoporosen
– transitorisch-zirkumskripte Osteoporoseformen

Aufgrund der klinischen Erfahrung wirkt die intravenöse Bisphosphonattherapie in den verschiedenen Indikationen offenbar schneller analgetisch als die orale Therapie.

Eine vom ossären Effekt unabhängige intrinsische analgetische Potenz (ähnlich wie für Calcitonin beschrieben) ist für Bisphosphonate bislang nicht erwiesen. Diese müsste auch bei nicht-ossären Schmerzsyndromen nachweisbar sein.

65 Wann ist der kombinierte Einsatz einer Bisphosphonatgabe und gleichzeitige Hormonsubstitution (HST) sinnvoll?

Kurzantwort: Eine HST kann bei ausgeprägter Osteoporose durch Bisphosphonate ergänzt werden.

Detaillierte Antwort: Obwohl Bisphosphonate und Östrogene gleichsinnig über die Osteoklastenhemmung antiresorptiv wirken, zeigen die bislang hierzu vorliegenden Studien additive Effekte. Diese Daten sind aber bisher nicht ausreichend, um eine laufende potente Bisphosphonattherapie um ein schwächer antiresorptiv wirksames Östradiolpräparat zu erweitern.

Wenn andererseits aber eine postmenopausale Osteoporosepatientin bereits Östrogene nimmt und diese gut verträgt, besteht kein Grund, diese wegen einer geplanten Bisphosphonattherapie abzusetzen.

Zusatzinformation: Im Prinzip kann von der Kombination Raloxifen plus Bisphosphonat ebenso ein additiver therapeutischer Effekte erwartet werden. Aus Kostengründen wird diese Kombination jedoch bei Osteoporose relativ selten zum Einsatz kommen.

66 Warum werden die Bisphosphonate nicht für alle Formen der Osteoporose zugelassen?

Kurzantwort: Die oralen Bisphosphonate wurden entsprechend dem untersuchten Patientengut der großen internationalen klinischen Studien jeweils zunächst für die Anwendung bei Frauen mit postmenopausaler Osteoporose zugelassen. Weitere Zulassungen erfolgen verzögert nach dem jeweiligen Wirksamkeitsnachweis.

Detaillierte Antwort: Die Arzneimittelzulassungsbehörden stehen weltweit auf dem Standpunkt, dass die Zulassung eines Medikamentes nur entsprechend den zur Zulassung vorgelegten Studiendaten erfolgen kann. Da die Bisphosphonate zunächst an großen Kollektiven von postmenopausalen Frauen erprobt wurden, erfolgte eine auf diese Osteoporoseform begrenzte Anwendungserlaubnis. Selbstverständlich können auf dem Pharmamarkt erhältliche Medikamente in Eigenverantwortung des verschreibenden Arztes auch für andere ähnliche Indikationen („out of label") genutzt werden.

Für die wichtigste sekundäre Osteoporoseform, die corticoidinduzierte Osteoporose, wurden inzwischen größere Studien mit Etidronat,

Alendronat und Risedronat durchgeführt. Aufgrund der positiven Studienergebnisse wurden schrittweise Zulassungen für diese wichtige Indikation erlassen.

Es stellt sich die Frage, ob relevante pathophysiologische Unterschiede eine derartig strenge Zulassungspolitik rechtfertigen. So durften bei exakter Befolgung der Fachinformationen Männer bisher nicht mit Bisphosphonaten behandelt werden. Es ist jedoch schwierig und aufwändig, genügend große Studien an männlichen Patienten mit Osteoporose durchzuführen. Die erneuten, erheblichen Kosten dafür schlagen sich auf den Preis der jeweiligen Medikamente nieder.

Für Alendronat ist nach den USA jetzt auch in Deutschland die Therapie männlicher Osteoporosefälle zugelassen worden. Es besteht pathophysiologisch und pharmakologisch kein Grund anzunehmen, dass Risedronat und andere Bisphosphonate bei Männern nicht ebenso wirksam sein werden wie sie sich jeweils bei Frauen erwiesen haben. Dennoch werden wohl unabhängige Studien durchgeführt werden müssen. Plazebokontrollierte Studien sind jedoch unseres Erachtens nicht zu verantworten.

Raloxifen

67 Was sind SERMs und wie wirken sie?

Kurzantwort: SERM ist das Akronym für die neue Substanzklasse der Selektiven Estrogen-Rezeptor-Modulatoren. Diese Substanzen wirken über den Östrogenrezeptor und verändern diesen so, dass gewebespezifisch östrogenagonistische, neutrale oder östrogenantagonistische Wirkungen in den unterschiedlichen Geweben entfaltet werden.

Detaillierte Antwort: Abb. **7** zeigt die chemische Struktur verschiedener SERMs im Vergleich zu Estradiol und dem reinen Antiöstrogen ICI 182 780 (9).

Durch die unterschiedliche Verteilung der Östrogen-Rezeptor-Subformen ER-α und ER-β in den Organen, durch unterschiedliche Bindungsaffinitäten der SERMs und durch Interaktionen mit Adapterproteinen resultieren gewebespezifische östrogenagonistische (z. B. Knochenstoffwechsel, Lipidstoffwechsel) oder östrogenantagonistische Effekte (z. B. Brust, Uterus).

Mit Raloxifen (EVISTA®) steht der erste Vertreter der Selektiven Estrogen-Rezeptor-Modulatoren (SERM) für die Therapie der postme-

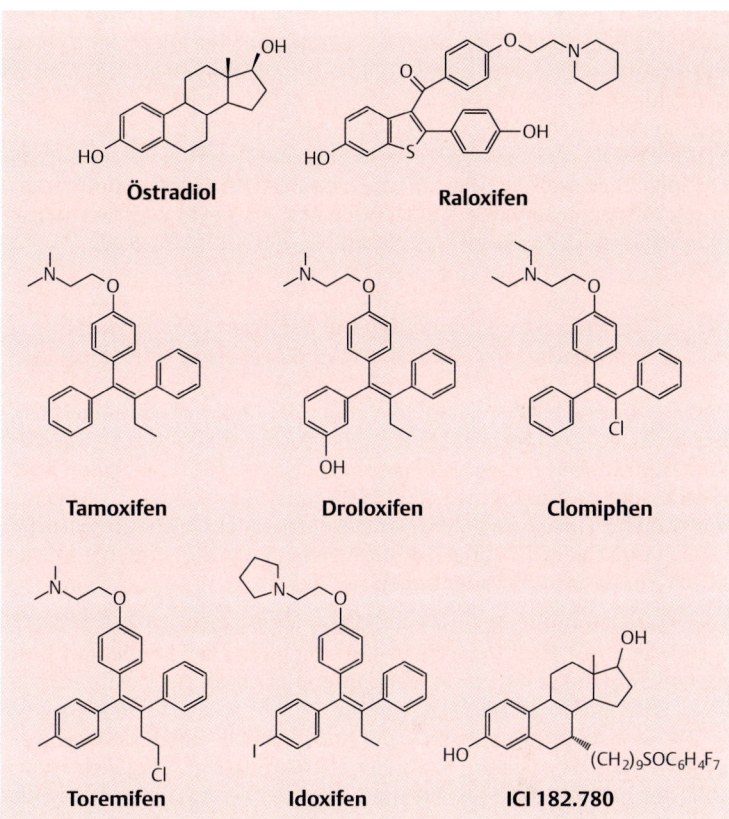

Abb. 7 Chemische Struktur von Raloxifen im Vergleich zu Estradiol, dem reinen Antiöstrogen ICI 182 780 und ausgewählten selektiven SERMs (aus 9).

nopausalen Osteoporose zur Verfügung. Raloxifen entfaltet seine pharmakologischen Wirkungen hauptsächlich durch direkte Interaktion mit dem Östrogenrezeptor. Darüber hinaus werden – wie bei Östrogenen auch – direkte rezeptorunabhängige Wirkungen berichtet.

Während die ossären Wirkungen von Raloxifen bereits nach EBM-Kriterien belegt wurden, sind die Wirkungen auf Mamma und kardiovaskuläres System derzeit noch Gegenstand weiterer klinischer Forschung (vgl. Fragen 71 und 72). Viel versprechende günstige Effekte konnten jedoch schon aufgezeigt werden. So stimuliert Raloxifen beispielsweise die Gebärmutterschleimhaut nicht, so dass durch die Behandlung keine Blutungen ausgelöst werden und die Entwicklung einer Hyperplasie oder ein erhöhtes Endometriumkarzinom-Risiko nicht zu befürchten ist.

Literatur

9 Ringe JD, Nickelsen T. Raloxifen: Eine Alternative in der Frühtherapie der Osteoporose und zur Prävention anderer postmenopausaler Gesundheitsrisiken. Arzneimitteltherapie. 1999; 17: 113–120.

68 Stellenwert von Raloxifen bei der Therapie der postmenopausalen Osteoporose und bisherige Erfahrungen ?

Kurzantwort: Raloxifen gehört zur Gruppe der Antiresorptiva und ist aufgrund eindeutiger positiver Effekte auf den Knochenstoffwechsel und die Knochenfestigkeit für die Osteoporose zugelassen. Es ist nach den Kriterien der Evidence based medicine als Osteoporosetherapeutikum der ersten Wahl für Frauen nach den Wechseljahren einzustufen. Die Erfahrungen in Deutschland bestätigen die positiven Resultate der internationalen MORE-Studie an 7705 Patientinnen.

Detaillierte Antwort: Raloxifen ist der erste Selektive Estrogen-Rezeptor-Modulator (SERM), der aufgrund umfangreicher Studien an postmenopausalen Frauen zur Prävention und Therapie der postmenopausalen Osteoporose zugelassen wurde.

Die beobachtete Anstiegsrate der Knochendichte an der LWS von 2–3 % innerhalb des 3-jährigen Studienzeitraums ist im Vergleich zu den stickstoffhaltigen Bisphosphonaten eher moderat, die Senkung der Frakturinzidenz um ca. 40–50 % liegt aber im vergleichbaren Bereich. Der Hintergrund für die gute frakturensenkende Wirkung liegt vermutlich im physiologischen Wirkansatz von Raloxifen. Als SERM benutzt Raloxifen die gleichen Signalketten, die für einen ausgeglichenen und an die Belastungssituation des Knochens angepassten Knochenstoffwechsel bedeutsam sind. Dabei wirkt Raloxifen primär antiresorptiv; über eine verstärkte Bildung von TGF-β wird die Osteoklasten-Tätigkeit eingeschränkt, die Anzahl aktiver Osteoklasten reduziert und die Aktivität der Osteoblasten autokrin gefördert. Über eine verminderte Bildung von Zytokinen wird die Rekrutierung und Differenzierung neuer Osteoklasten aus Vorläuferzellen unterdrückt. Durch die gezielte Beeinflussung der verschiedenen Wachstumsfaktoren und Zytokine kommt es

wieder zu einer physiologischen Kopplung der natürlichen Umbaupro-
zesse.

Die Akzeptanz und Compliance der mit Raloxifen behandelten Frau-
en ist sehr gut. Als Vorteil wird insbesondere die gute Verträglichkeit
und die einfache einmal tägliche Einnahme gesehen, wobei Raloxifen
aufgrund fehlender Interaktionen mit Calcium im Gegensatz zu den
oralen Bisphosphonaten auch zu den Mahlzeiten eingenommen werden kann.

In einer eigenen klinischen Anwendungsstudie an 80 Patientinnen
mit postmenopausaler Osteoporose fanden wir bei sehr guter Verträglichkeit eine exzellente Compliance. Die Knochendichtewerte stiegen
nach 12 Monaten an der LWS im Mittel um 1,4 % und am Oberschenkelhals um mittlere 1,1 % an. Als Nebenbefund konnten wir einen signifikanten Abfall der Gesamtcholesterinwerte bei gleichzeitigem Anstieg
von HDL-Cholesterin nachweisen.

Die bereits belegbaren Zusatznutzen, die Senkung der Brustkrebsinzidenz bei Osteoporosepatientinnen sowie die günstigen Auswirkun-
gen auf kardiovaskuläre Risikofaktoren, sind weitere wichtige Gründe
dafür, Raloxifen als Osteoporosetherapeutikum der ersten Wahl einzusetzen.

Tab. **16**   Aktuelles Indikationsfeld von Raloxifen

– zugelassen und wirksam zur Prävention und Therapie
  der postmenopausalen Osteoporose

– frakturensenkender Effekt in der gleichen Größenordnung
  wie bei Bisphosphonattherapie

– besonders interessant für Frauen mit positiver Brustkrebs-Familien-
  anamnese oder Status nach (austherapiertem) Mammakarzinom

– Zusatznutzen auf kardiovaskuläre Risikofaktoren

– bei ausgeprägten klimakterischen Beschwerden nicht zu empfehlen

– bei Männern bislang wenig erprobt

69 **Was sind die wichtigsten Ergebnisse der MORE-Studie?**

Kurzantwort: MORE steht für **M**ultiple **O**utcomes of **R**aloxifene **E**valuation. Wie der Name andeutet, sollten in dieser Studie neben dem primären Endpunkt, der Wirkung von Raloxifen auf die vertebrale Frakturrate und die Knochendichte bei Frauen mit Osteoporose, noch weitere Effekte unter einer Langzeit-Raloxifentherapie ausgewertet werden. Der positive Effekt auf das Risiko von vertebralen Frakturen war bereits nach zwei Jahren hoch signifikant und führte zur weltweiten Zulassung für die Indikation der postmenopausalen Osteoporose unter dem Handelsnamen Evista®.

Detaillierte Antwort: Bei der MORE-Studie handelt es sich um eine randomisierte, multizentrische Doppelblindstudie, die in 180 Zentren (Klinikabteilungen und Praxen) in 25 Ländern, überwiegend in den USA und Europa, durchgeführt wurde. Insgesamt 7705 postmenopausale Frauen unter 81 Jahren (Altersmittel 66,5 Jahre) wurden in dieser auf 3 Jahre mit einem Jahr Verlängerung angelegten Studie mit Raloxifen 60 mg/d, 120 mg/d oder Plazebo therapiert. Frauen mit Mammakarzinom wurden ausgeschlossen.

Die Teilnehmerinnen mussten initial entweder nur eine niedrige Knochendichte an der LWS unter – 2,5 SD oder neben diesem Kriterium eine mäßiggradige oder zwei geringgradige vertebrale Frakturen oder mindestens zwei mittelgradige Frakturen unabhängig von der Knochendichte aufweisen.

Die Interimsanalyse nach zwei Jahren zeigte für das Gesamtkollektiv einen mittleren Rückgang der vertebralen Frakturen um 44 % gegenüber Plazebo. Nach drei Jahren lag der Rückgang der vertebralen Frakturen der einzelnen Studiengruppen weiterhin im Bereich von 30 – 50 %. Die anhaltende Senkung des Frakturrisikos konnte zwischenzeitlich auch für das Verlängerungsjahr (viertes Jahr der Studie) bestätigt werden. Dieses Ergebnis ist mit dem der FIT-Studie mit Alendronat vergleichbar.

Aufgrund der genannten Rekrutierungsmodalitäten ergaben sich zwei Subgruppen, Patientinnen mit und ohne prävalente vertebrale Frakturen. Erwartungsgemäß traten bei den Frauen mit vorbestehenden vertebralen Frakturen wesentlich häufiger neue Frakturen auf (Abb. **8**). In beiden Subgruppen war die Frakturminderung unter Raloxifen signifikant, auch in der Gruppe ohne vorbestehende Frakturen mit relativ geringer Frakturinzidenz während der Studie. Bezüglich weiterer interessanter Effekte der Raloxifentherapie wie kardiovaskuläres Risiko und Brustkrebsrisiko vgl. Fragen 72 und 73.

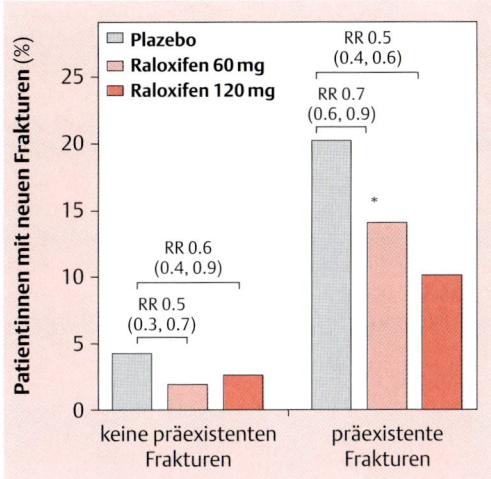

Abb. **8** Reduktion neuer Wirbelfrakturen nach drei Jahren in der MORE-Studie bei Frauen mit und ohne vorbestehende vertebrale Frakturen bei Studienbeginn (n = 7705).

70 **Wie sieht es mit Raloxifen als Osteoporose-therapeutikum in der täglichen Praxis aus? Gibt es schon „Real-life-Daten" aus Deutschland?**

Kurzantwort: Zu Raloxifen liegt die größte bisher in Deutschland durchgeführte Phase-4-Praxisstudie an 5902 Osteoporosepatientinnen vor. Die großen internationalen, meist von routinierten Experten durchgeführten Zulassungsstudien können nie die Praxisrealität widerspiegeln. Von daher ist für die richtige Einschätzung eines neuen Medikamentes die Bewährung in der täglichen Praxis unter Alltagsbedingungen extrem wichtig.

Detaillierte Antwort: Die große „Real-life-Studie", die von 1245 niedergelassenen Ärzten an 5902 Frauen durchgeführt wurde (10), ist in zweierlei Hinsicht sehr interessant:

1. Sie spiegelt die Realität der Patientenidentifikation bzw. diagnostischen Zuordnung vor einer therapeutischen Intervention in Deutschland wider.
2. Sie zeigt Ergebnisse für das Osteoporosetherapeutikum Raloxifen im Praxisalltag während einer 6-monatigen Beobachtung.

Ad 1: 81 % der Frauen boten zwei oder mehr relevante Osteoporose-Risikofaktoren in der Anamnese. Verringerte Knochendichtewerte waren bei 83 % der Patientinnen als Diagnosekriterium dokumentiert, und zwar in 22 % durch DXA-Messung, 29 % durch QCT, 24 % durch QUS und 33 % durch Röntgenaufnahmen. Die große Heterogenität der Knochendichteerfassung war zu erwarten gewesen. Leider dominieren in der Praxis in Deutschland offenbar die QUS (Ultraschallmethode) mit sehr unscharfer Aussage und – noch bedenklicher – in 33 % das Röntgenbild, das in der heutigen Zeit nicht mehr akzeptabel ist.

Sehr überraschend war auch, dass nur 13 % der Patientinnen zuvor eine wie auch immer geartete Osteoporosetherapie erhalten hatten. Insgesamt bestätigt diese Studie die schon immer angenommene diagnostische und therapeutische Unterversorgung von Osteoporosepatienten in Deutschland. Dies dürfte für andere europäische Länder ganz ähnlich gelten.

Ad 2: Die 6-monatige Therapie mit Raloxifen ergab eine hoch signifikante Reduktion der Patientinnen mit Knochen- oder Gelenkbeschwerden von initial 46 % auf 3 %. Unerwünschte Ereignisse wurden nur in 5,5 % berichtet. Die Therapiezufriedenheit wurde von 87 % der Patientinnen mit gut bis sehr gut angegeben. Erfreulicherweise betrug die Einnahmetreue 91 %. Diese ungewöhnlich gute Compliance dürfte auf die gute Verträglichkeit und den bislang in dieser Form noch nicht dokumentierten günstigen analgetischen Effekt zu beziehen sein.

Literatur

[10] Ringe JD, Mühlenbacher D, Beck H. Diagnostik und Therapie der Osteoporose unter Praxisbedingungen in Deutschland – Erhebung an 5902 Patientinnen vor und nach Raloxifen. Osteologie, im Druck.

71 Ist die für Raloxifen postulierte Risikominderung kardiovaskulärer Erkrankungen inzwischen gesichert?

Kurzantwort: Vierjahresdaten aus der MORE-Studie (vgl. Frage 69) zeigen unter laufender Raloxifentherapie eine signifikante Risikominderung speziell für Frauen mit vorbestehendem erhöhten kardiovaskulären Risiko.

Detaillierte Antwort: Die koronare Herzkrankheit (KHK) ist die führende Todesursache postmenopausaler Frauen in den westlichen Industrieländern. Ein wichtiges Argument für die langfristige Hormonsubstitution mit Östrogen/Gestagen (HST) war neben der Osteoporoseprävention stets die Annahme einer gleichzeitigen kardiovaskulären Risikominderung, basierend auf günstigen Effekten auf das Lipidmuster und möglichen direkten Effekten auf die Gefäßintima. Diese Annahme konnte jedoch in der großen **H**eart and **E**strogen/progestin **R**eplacement **S**tudy (HERS) nicht bestätigt werden. In der Anfangsphase der Therapie war das Risiko akuter koronarer Ereignisse in dieser Studie unter HST sogar erhöht.

Umso positiver ist es zu werten, dass der Selektive Estrogen-Rezeptor-Modulator Raloxifen in der MORE-Studie besser abschneiden konnte (11). Für die Gesamtpatientengruppe wurde zwar über 4 Jahre keine signifikante Risikominderung gefunden, für die Subgruppe der Frauen mit primär erhöhtem kardiovaskulären Risiko war jedoch ein signifikant positiver Effekt nachweisbar.

Diese Effekte müssen nun durch eine Studie mit primär kardiovaskulären Endpunkten bestätigt werden. Hierfür wurde bereits die RUTH-Studie (**R**aloxifen **U**se for **T**he **H**eart) mit 10 101 Frauen im Alter ab 55 Jahren in 26 Ländern weltweit gestartet (12).

Literatur

[11] Barrett-Connor E, Grady D, Sashegyi A, Anderson PW, Cox DA, Hoszowski K, Rautaharja P, Harper KD. Raloxifene and cardiovascular events in osteoporotic postmenopausal women. Four-year results from the MORE (Multiple Outcomes of Raloxifene Evaluation) randomized trial. JAMA. 2002; 287: 847 – 857.

[12] Mosca L, Barrett-Connor E, Wenger NK, Collins P, Grady D, Kornitzer M, Moscarelli E, Paul S, Wright TJ, Helterbrand JD, Anderson PW. Design and methods of the Raloxifene Use for The Heart (RUTH) study. Am J Cardiol. 2001; 88: 392 – 395.

72   Wie sicher ist der Brustkrebs verhütende Effekt von Raloxifen ?

Kurzantwort: Bei Frauen mit postmenopausaler Osteoporose war nach vierjähriger Raloxifentherapie im Rahmen der MORE-Studie die Inzidenz invasiver Brustkrebse gegenüber Plazebo um 72 % signifikant geringer.

Detaillierte Anwort: Im Laufe der MORE-Studie (vgl. Frage 69) an 7705 Patientinnen im mittleren Alter von 66,5 Jahren wurden innerhalb von vier Jahren insgesamt 77 Mammakarzinome neu diagnostiziert. Die meisten Fälle wurden im Rahmen der jährlich durchgeführten Mammographien entdeckt. Dabei blieb die Anzahl der unter Raloxifentherapie aufgetretenen Mammakarzinome deutlich unter der Fallzahl in der Plazebogruppe zurück.

Die Mammakarzinomrate betrug 5,3 pro 1000 Frauenjahre unter Plazebo und 1,9 pro 1000 Frauenjahre unter Raloxifen. Dabei war die beobachtete Inzidenz in der Plazebogruppe mit der erwarteten Rate in der allgemeinen weiblichen Bevölkerung kaukasischer Abstammung im Alter über 65 Jahren vergleichbar.

Das relative Risiko eines invasiven Mammakarzinoms war nach vierjähriger Raloxifentherapie gegenüber Plazebo um 72 % geringer (RR = 0,28; 95 %-Konfidenzintervall = 0,17 – 0,46; p < 0,001). Nach diesem Resultat müssten 93 Frauen mit Osteoporose vier Jahre lang mit Raloxifen behandelt werden, um *ein* invasives Mammakarzinom zu verhindern.

Die Subgruppenanalyse nach Östrogenrezeptor-(ER-)Status ergab, dass Raloxifen das Risiko für ein invasives ER-positives Mammakarzinom um 84 % senkte (RR = 0,16; 95 %-Konfidenzintervall = 0,09 – 0,30; p < 0,001), während die Rate ER-negativer Mammakarzinome unbeeinflusst blieb. Diese Ergebnisse sind mit dem pharmakologischen SERM-Wirkprofil von Raloxifen konsistent, das im Brustgewebe eine östrogenantagonistische Wirkung erzielt.

Trotz dieser bereits sehr eindeutigen Effekte auf das Brustkrebsrisiko (13) wird – wie beim kardiovaskulären Risiko auch – die präventive Wirkung auf das Mammakarzinom in weiteren prospektiven Studien untersucht. Die Rate invasiver Mammakarzinome ist ein primärer Studienendpunkt in den folgenden Raloxifen-Studien:

– CORE (Nachverfolgung des MORE-Studienkollektivs für drei weitere Jahre),
– RUTH (vgl. Frage 71) und
– STAR, einer Vergleichsstudie mit Tamoxifen zur Prävention bei Frauen mit hohem Mammakarzinomrisiko.

Literatur

[13] Cauley JA, Norton L, Lippman ME, Eckert S, Krueger KA, Purdie DW, Farrerons J, Karasik A, Mellstrom D, Ng KW, Stepan JJ, Powles TJ, Morrow M, Costa A, Silfen SL, Walls EL, Schmitt H, Muchmore DB, Jordan VC, Ste-Marie LG. Continued breast cancer risk reduction in postmenopausal women treated with raloxifene: 4-year results from the MORE trial. Multiple outcomes of raloxifene evaluation. Breast Cancer Res Treat. 2001; 65: 125 – 134.

73 Ist zu Beginn einer Osteoporosetherapie mit Raloxifen eine gynäkologische Untersuchung erforderlich? Was ist sonst noch zu beachten?

Kurzantwort: Da Raloxifen keine ungünstigen Wirkungen auf die Geschlechtsorgane der Frau entfaltet (vgl. Frage 67), ist eine gynäkologische Untersuchung vor Beginn einer Behandlung mit Raloxifen nicht erforderlich.

Bei Frauen mit bestehenden oder in der Vorgeschichte aufgetretenen Thromboembolien ist aufgrund eines erhöhten Risikos für thromboembolische Ereignisse Raloxifen kontraindiziert. Das Risiko ist mit dem einer Hormonsubstitutionstherapie vergleichbar.

Detaillierte Anwort: Raloxifen verursacht keine Stimulation oder Proliferation des Endometriums und löst keine uterinen Blutungen aus. In den klinischen Studien zeigte sich auch kein Unterschied zu Plazebo bezüglich der Häufigkeit von Endometriumhyperplasien oder der Inzidenz von Endometriumkarzinomen. Die Brustkrebsinzidenz ist unter der Behandlung mit Raloxifen signifikant geringer (vgl. Frage 72). Vor diesem Hintergrund ist zu Beginn der Behandlung mit Raloxifen auch keine spezielle gynäkologische Untersuchung erforderlich. Selbstverständlich sollte aber jede Osteoporosepatientin – unabhängig von ihrer knochenspezifischen Therapie – an den jährlichen gynäkologischen Vorsorgeuntersuchungen teilnehmen.

Das relative Risiko thromboembolischer Erkrankungen war in den klinischen Studien mit Raloxifen im Vergleich zur unbehandelten Kontrollgruppe um den Faktor 2–3 erhöht. Die beobachtete Erhöhung liegt damit in der gleichen Größenordnung, wie sie unter einer Hormonsubstitution (HST) beobachtet wird. Da venöse Thrombosen mit und ohne Embolie relativ selten sind, bleibt die Inzidenz auch unter Raloxifen noch im Promillebereich (3 pro 1000 Patientenjahre in der MORE-Studie). Frauen mit bestehenden oder anamnestischen venösen thromboembolischen Ereignissen, einschließlich tiefer Beinvenenthrombose, Lungenembolie oder Retinavenenthrombose, sollten jedoch nicht mit Raloxifen behandelt werden.

Insbesondere in der frühen Postmenopause können Wechseljahrsbeschwerden wie Hitzewallungen unter Raloxifen verstärkt auftreten. Diese Hitzewallungen waren in der Regel leicht bis mäßiggradig ausgeprägt und traten vor allem in den ersten sechs Behandlungsmonaten auf. Nach dieser Zeit gab es, was die Rate neu auftretender Hitzewallungen betrifft, keinen signifikanten Unterschied mehr im Vergleich zu Plazebo.

Insgesamt erweist sich die Behandlung mit Raloxifen in der täglichen Praxis als gut verträglich (vgl. Fragen 68 und 70).

Fluoridtherapie

74 Sollten Fluoride noch eingesetzt werden und vorzugsweise in welcher Kombination?

Kurzantwort: Eine kontrollierte, niedrig dosierte Fluoridtherapie kombiniert mit Calcium bzw. Calcium/Vitamin D führt zu einem linearen Anstieg der Knochenmasse. Die Datenlage zur Frakturinzidenz ist widersprüchlich. Genügend große Studien zur definitiven Klärung dieser wichtigen Frage liegen nicht vor.

Detaillierte Antwort: Fluoridionen wirken stark osteoanabol, d.h. sie stimulieren die Neubildung von Knochenmatrix. Sie sind ähnlich selektiv auf das Skelett wirksam wie die Bisphosphonate (Vorteil des „drug targeting") und können in Form von Natriumfluorid oder Monofluorphosphat oral appliziert werden. Beide Fluoridsalze wurden vor mehr als 20 Jahren für die Osteoporosetherapie bei Frauen und Männern zugelassen. Ein durch Studien gesicherter Effekt auf die Frakturinzidenz war damals nicht gefordert.

Hauptindikation der Fluoridtherapie war stets die manifeste postmenopausale Osteoporose mit Wirbelkörperfrakturen und niedriger Knochenmasse, insbesondere an der Lendenwirbelsäule. Die Fluoride wurden mit dem Ziel eines substanziellen Zugewinns an trabekulären Knochenstrukturen und damit an Festigkeit und Senkung der Bruchgefahr eingesetzt.

Diverse Studien der letzten Jahre zeigen, dass bioverfügbare Dosen von 15–20 mg Fluoridionen pro Tag, gegeben als Natriumfluorid oder Monofluorphosphat, dieses Ziel am besten erreichen. Durch Kombination mit Calcium oder im höheren Lebensalter auch mit Calcium/Vitamin D wird eine Untermineralisation des neu gebildeten Knochengewebes vermieden und die Festigkeitszunahme begünstigt.

Dass die vorliegenden Studien in Umfang und Patientenzahl den neuen Studien weit unterlegen sind, liegt an dem niedrigen Preis von Fluorid und dem fehlenden Patentschutz. Somit erfüllt die Fluoridtherapie nicht die Kriterien der Evidence based medicine. Die Entscheidung zur Osteoporosetherapie mit Fluoriden muss also auf der eigenen Therapieerfahrung und der begrenzten Literatur (vgl. Frage 76) basieren.

Erste Kombinationsstudien mit Fluorid plus Östrogen/Gestagen zeigen, dass offenbar additive Therapieeffekte auf die Erhöhung der Knochendichte erzielt werden können. Das Gleiche zeigen auch Pilotstudien mit der Kombination von Fluorid und Bisphosphonaten. Diese

Kombinationen sollten jedoch bis auf weiteres der klinischen Forschung vorbehalten bleiben.

Eine kürzlich abgeschlossene, prospektive, randomisiert-kontrollierte Studie mit Fluorid und Raloxifen als antiresorptivem Kombinationspartner zeigte für die Kombination signifikant bessere Effekte auf die Knochendichte und eine nicht signifikante niedrigere Inzidenz von Wirbelfrakturen als Fluorid allein.

75 Nebenwirkungen der Fluoridtherapie ?

Kurzantwort: Unter einer Langzeit-Fluoridtherapie kann es zu gastrointestinalen Nebenwirkungen und zu Beschwerden in den unteren Extremitäten kommen. Bei den heute verfügbaren Präparaten in relativ niedriger Dosierung sind diese Nebenwirkungen selten.

Detaillierte Antwort:
1. Gastrointestinale Nebenwirkungen: Bei magenlöslichen Natriumfluorid-Kapseln (NaF) besteht ein relativ hohes Risiko von epigastrischen Beschwerden, da im Magen freie Fluoridionen auftreten (HF = sehr aggressive Flusssäure). Bei retardierten und/oder dünndarmlöslichen NaF-Tabletten oder Dragees sind epigastrische Beschwerden selten und moderat.
   Bei Gabe des Fluorids in Form von Monofluorphosphat ist die Inzidenz von gastrointestinalen Nebenwirkungen ohnehin gering, da die Fluoridionen erst während des Resorptionsprozesses in der Dünndarmmukosa vom Fluorphosphat abgespalten werden.
2. Lower Extremity Pain-Syndrome (LEPS): Während einer Fluorid-Langzeittherapie kommt es nicht selten im Bereich der Sprunggelenke oder der Ferse zu Schmerzen (sehr selten auch im Bereich von Knie oder Hüfte). Ursache ist eine Anhäufung von verzögert heilenden Mikrofrakturen der Spongiosa mit entsprechenden Mikrokallusformationen im Knochen (intraossäre Druckerhöhung?). Eine sofortige Unterbrechung der Fluoridtherapie für 6 – 8 Wochen bei Beginn der Symptome vermeidet stärkere Beschwerden.
3. Iatrogene Fluorose: Eine gelegentlich beobachtete übermäßige Verdichtung der Knochen (Hyperostose, Osteosklerose) im Gefolge einer Fluoridtherapie belegt die sehr ausgeprägte Osteoblasten stimulierende Wirksamkeit der Fluoridsalze. Sie ist keine eigentliche Nebenwirkung, sondern in der Regel die Folge einer Fehlbehandlung, also entweder einer zu lange und zu hoch dosierten Fluoridtherapie oder einer Fluoridgabe bei vermeintlicher Osteoporose.

76 **Ist bei der Fluoridtherapie der lange umstrittene fraktursenkende Effekt inzwischen gesichert?**

Kurzantwort: Aus den zusammengefassten Daten mehrerer mittelgroßer Studien der letzten Jahre lässt sich eine Abnahme von Wirbelkörperfrakturen zwischen 50 und 60% nach 2–3 Therapiejahren ableiten.

Detaillierte Antwort: Bedingt durch die sehr niedrigen Preise von Fluoridsalzen sieht sich die pharmazeutische Industrie nicht in der Lage, die alte Frage nach der frakturensenkenden Effektivität dieser Therapie mit einer plazebokontrollierten Doppelblindstudie an z.B. 2000 Patienten über 3 Jahre definitiv zu klären. Da Fluorid außerdem nicht patentrechtlich geschützt ist, könnten bei positivem Ergebnis Generikafirmen Fluorid zu Niedrigpreisen anbieten, so dass die erhebliche Investition für die Studie für die entsprechende Firma nie wieder aufzuholen wäre.

Eine Eigenanalyse von sechs Studien aus den Jahren 1995–99 (einschließlich der französischen FAVOS-Studie mit negativem Ergebnis) an insgesamt 1063 Patienten ergibt bei Fluoridionen-Dosen zwischen 12 und 25 mg pro Tag eine mittlere jährliche Zunahme der Knochendichte an der LWS von 4,3% und am Femurhals von 0,8% sowie eine Abnahme der Wirbelkörperfrakturen um 56% (Tab. 17).

Tab. 17 Übersicht über sechs Therapiestudien zur Fluoridtherapie mit insgesamt 1063 Patienten, aus denen die oben genannten mittleren Knochendichtewerte und Frakturinzidenzen berechnet wurden

Autoren	Publ.	Patienten	Studiendesign	Dauer
1. CY Pak et al.	1995	99 w	randomisiert, plazebokontrolliert	4 Jahre
2. J Farrerons et al.	1997	252 w	prospektiv, kontrolliert	5 Jahre
3. PJ Meunier et al.	1998	354 w	randomisiert, plazebokontrolliert	2 Jahre
4. JY Reginster et al.	1998	164 w	randomisiert, doppelblind	4 Jahre
5. JD Ringe et al.	1998	60 m	randomisiert, kontrolliert, observer blind	3 Jahre
6. JD Ringe et al.	1999	134 w	randomisiert, kontrolliert, observer blind	3 Jahre

Insgesamt ist also mit wissenschaftlichem Vorbehalt ein positiver Effekt von einer Fluoridtherapie im genannten Dosisbereich zu erwarten. Die Datenlage zu Fluorid genügt nicht den Kriterien der Evidence based medicine. Eine große Studie im Sinne der Evidence based medicine wird aus den oben genannten Gründen vermutlich auch nicht mehr durchgeführt werden. Eine Fluorid/Calcium/Vitamin-D-Therapie kann unseres Erachtens dennoch bei therapeutischer Erfahrung und sorgfältiger Kontrolle weiterhin empfohlen werden (vgl. Frage 74).

Literatur

[14] Ringe JD, Dorst A, Kipshoven C, Rovati LC, Setnikar I. Avoidance of vertebral fractures in men with idiopathic osteoporosis by a three year therapy with calcium and low-dose intermittent monofluorophosphate. Osteoporosis Int. 1998; 8: 47–52.

[15] Ringe JD, Kipshoven C, Cöster A, Umbach R. Therapy of established post-menopausal osteoporosis with monofluorophosphate plus calcium: Dose-related effects on bone density and fracture rate. Osteoporosis Int. 1999; 9: 171–178.

Neue Therapien, Kombinationen

77   Gibt es Erfahrungen zur Kombinationstherapie mit paralleler oder zyklischer Gabe von Bisphosphonaten zusammen mit Fluorid/Calcium/Vitamin D, um den osteoanabolen Effekt der Fluoride mit dem potenziellen Gewinn an Knochenqualität durch Bisphosphonate zu ergänzen ?

Kurzantwort: Die kombinierte antiresorptiv-anabole Therapie ist eine interessante Option insbesondere für schwere Osteoporosefälle, deren Potenzial bislang überraschend wenig wissenschaftlich untersucht ist. Die Datenlage reicht somit nicht für verbindliche Empfehlungen.

Detaillierte Antwort: Antiresorptiv wirksame Therapeutika bewirken in der Regel nur einen begrenzten Anstieg der Knochendichtewerte, oft mit Plateaubildung ab dem dritten Therapiejahr. Dabei nimmt die Knochendichte und -qualität, aber kaum die Knochenmasse zu.

Die Frage ist also, ob der effektive Gewinn an neuer Knochensubstanz unter Fluoridtherapie durch die gleichzeitige, kontinuierliche oder zyklisch-intermittierende Kombination mit einem Bisphosphonat optimiert werden kann.

Erste Daten zur corticoidinduzierten und zur postmenopausalen Osteoporose zeigen einen wesentlich höheren Anstieg der Knochendichtewerte unter dieser Kombination als mit der jeweiligen Einzeltherapie. Frakturdaten liegen jedoch noch nicht vor.

Das von uns erprobte Therapieregime kann bei schweren Osteoporosefällen (z. B. T-Score an der LWS < – 3,5 SD, mehrere Wirbelkörperfrakturen) durchaus empfohlen werden: Dabei werden pro Jahr vier 14-tägige Zyklen mit 400 mg/d Etidronat, gefolgt von jeweils 76 Tagen Fluorid/Calcium/Vitamin D (entsprechend 20 mg Fluoridionen, 1200 mg Calcium und 800 E Vitamin D täglich) angewendet. In zwei Pilotstudien (an Männern bzw. Frauen) konnten wir durch tägliche Gabe von 10 mg Alendronat morgens sowie bei Gabe von Fluorid/Calcium/Vitamin D mittags und abends ebenfalls eindeutig additive Effekte auf die Knochendichte zeigen. Selbstverständlich müssten mit dieser Therapie auch prospektiv Frakturdaten erhoben werden.

Zusatzinformation: Auch die Kombinationen Fluorid plus Hormonsubstitutionstherapie oder Raloxifen haben eindeutig positive Effekte auf die Knochendichte gezeigt.

Mit der Einführung der sehr potent anabolen subkutanen Parathormontherapie werden die Kombinationstherapien nach unserer Einschätzung erheblichen Aufwind bekommen. Eine große internationale Parathormon-Raloxifen-Studie mit sequenzieller Applikation wurde bereits gestartet.

78 Ein osteoanaboler Effekt von Parathormon (PTH) wird seit langem diskutiert; gibt es inzwischen gesicherte Daten zur Osteoporosetherapie mit PTH?

Kurzantwort: Eine prospektive, randomisierte, plazebokontrollierte Studie an 1637 postmenopausalen Frauen über 21 Monate ergab signifikante Effekte auf die Erhöhung der Knochendichtewerte und eine Senkung der Frakturinzidenz (16).

Detaillierte Antwort: PTH kann die Knochenformation und Knochenresorption stimulieren, also eine Zunahme oder Abnahme der Knochensubstanz erzeugen. Bei endogener Dauersekretion oder kontinuierlicher Infusion überwiegt die Knochenresorption. Bei täglicher subkutaner Injektion, welche nur transient erhöhte PTH-Serumspiegel erzeugt, überwiegt jedoch der knochenformative Effekt. Diese unterschiedlichen pharmakologischen Effekte bei pulsartiger oder kontinuierlicher Applikation sind seit langem bekannt (17).

Als Therapeutikum entwickelt wurde jetzt ein rekombinantes humanes PTH-Peptid (Teriparatid). Dieses aminoterminale 1–34-Peptid (rhPTH[1–34]) hat die Wirkung des kompletten Hormons aus 84 Aminosäuren.

In einer großen Studie (16) wurden 541 Frauen mit 20 µg rhPTH(1–34) täglich, 552 mit 40 µg täglich und 544 mit Plazebo therapiert. Nach im Mittel 21 Monaten wurde die Studie beendet, um zu prüfen, ob das bei Ratten im Rahmen toxikologischer Studien beobachtete Auftreten von Osteosarkomen klinisch relevant sei. Die Analyse ergab, dass die rhPTH(1–34)-Therapie die Frakturinzidenz trotz dieser verkürzten Studienzeit effektiv senkte und gut toleriert worden war. Die Knochendichtewerte an der LWS waren am Ende unter 20 µg um 9,7 % und unter 40 µg um 13,7 % gestiegen. In der Plazebogruppe, die nur die Basismedikation in Form von Calcium/Vitamin D erhalten hatte, war der Knochendichtewert der LWS um 1,1 % gestiegen. Das Risiko für eine oder mehrere neue vertebrale Frakturen war gegenüber Plazebo unter 20 µg um 65 % und unter 40 µg um 69 % verringert (p < 0,001). Dieses interessante neue Therapiekonzept wird wahrscheinlich in Kürze seine offizielle Zulassung zur parenteralen Osteoporosetherapie erhalten.

Literatur

16 Neer RM, Arnaud CD, Zanchetta JR, Prince R, Gaich GA, Reginster J-Y, Hodsman AB, Eriksen EF, Ish-Shalom S, Genant HK, Wang O, Mitlak BH. Effect of parathyroid hormone (1–34) on fractures and bone mineral density in postmenopausal women with osteoporosis. N Engl J Med. 2991; 344: 1434–1441.

17 Tam CS, Heersche JN, Murray TM, Parsons JA. Parathyroid hormone stimulates the bone apposition rate independently of its resorptive action. Endocrinology. 1982; 110: 506–512.

79 Wie ist eine Behandlung mit rhPTH(1–34) hinsichtlich ihrer Auswirkungen auf die Knochenqualität und Mikroarchitektur zu beurteilen?

Kurzantwort: Durch tägliche subkutane Injektionen von rhPTH(1–34) wird eine starke osteoanabole Wirkung ausgeübt, so dass es zu einem appositionellen Wachstum der Knochenbälkchen kommt. Die Trabekeldicke und das Trabekelvolumen im spongiösen Knochen nehmen zu, der Vernetzungsgrad wird erhöht und die kortikale Dicke steigt an. Ein histologisch normaler Knochen wird gebildet, die Mikroarchitektur verbessert und eine normale Mineralisation ohne Einlagerung von Fremdsubstanz in das Skelett erreicht.

Detaillierte Antwort: Die starke osteoanabole Wirkung einer Behandlung der Osteoporose durch tägliche subkutane Injektionen von rhPTH(1 – 34) wird vermutlich im ersten Schritt über eine Aktivierung ruhender Osteoblasten auf der Oberfläche der Knochenbälkchen erreicht. Es kommt ferner zu einer vermehrten Differenzierung von Präosteoblasten zu Osteoblasten und es wird eine Verlängerung der osteoblastären Lebenszeit erreicht. Auf diese Weise kommt es sehr rasch zu einer appositionellen Bildung von neuem Osteoid, das anschließend normal mineralisiert. Eine Einlagerung von Fremdsubstanz bzw. die Bildung von unreifem Geflechtknochen, welche potenziell die Materialeigenschaften des Knochens verändern kann, erfolgt nicht. Histologisch wurde ein normales Erscheinungsbild des neu gebildeten Knochens nachgewiesen.

Für die Zunahme der Knochenfestigkeit ist entscheidend, dass es unter der Behandlung zu einer deutlich nachweisbaren Erhöhung der Konnektivität unter den Trabekeln kommt. Die Mikroarchitektur kann somit auch bei einem bereits stark durch Osteoporose geschädigten Knochen entscheidend verbessert und die Frakturanfälligkeit gesenkt werden (vgl. Frage 78).

80 Hat Strontium Effekte auf die Knochenumbauvorgänge und kommt es als Osteoporosetherapeutikum infrage?

Kurzantwort: Tierversuche haben gezeigt, dass das Element Strontium einerseits den osteoklastären Knochenabbau hemmt und andererseits die Knochenformation durch Osteoblasten stimuliert. Dieser doppelte Effekt bestätigte sich in Untersuchungen am Menschen. Erste Therapieergebnisse bei Osteoporose sind viel versprechend.

Detaillierte Antwort: Das Spurenelement Strontium ist chemisch dem Calcium verwandt und hat eine dem Fluorid vergleichbare hohe Affinität zum Skelett. Bei Gabe von pharmakologischen Dosen, also bei höheren Konzentrationen als für die normale Zellphysiologie nötig, konnte in umfangreichen präklinischen Untersuchungen eine Entkopplung des Knochenumbaus festgestellt werden, entsprechend einer antiresorptiven und zugleich anabolen Wirkung auf den Knochenstoffwechsel (18). Damit würde die Strontiumtherapie ähnlich wirken wie eine Kombinationstherapie z.B. aus Fluorid plus Östrogen oder Fluorid plus Raloxifen.

Eine große Phase-3-Studie zur Zulassung der organischen Verbindung Strontiumranelat als Osteoporosetherapie ist bereits abgeschlossen. Nach vorläufigen Mitteilungen sind signifikant positive Effekte auf die Knochendichte und das Frakturrisiko erzielt worden. Eine Zulassung als neues Osteoporosetherapeutikum ist daher in näherer Zukunft zu erwarten.

Zusatzinformation: Da Strontium eine relativ hohe Ordnungszahl hat, besitzt es eine noch höhere Potenz als Calcium, Strahlen zu absorbieren. Dies bedeutet: Mit zunehmender Therapiedauer wird ein Teil der Zunahme der Knochendichte durch den Strontiumgehalt des Knochens bedingt sein. Der gemessene Anstieg der Knochendichte muss dann eventuell um einen bestimmten Faktor korrigiert werden.

Literatur

[18] Marie PJ, Ammann P, Boivin G, Rey C. Mechanisms of action and therapeutic potential of strontium in bone. Calcif Tissue Int. 2001; 69: 121 – 129.

Osteoporose im höheren Lebensalter, Femurfrakturen

81 Welche Besonderheiten sind bei der Therapieplanung für hochbetagte Osteoporosepatienten zu beachten?

Kurzantwort: Das Therapiekonzept ist besonders sorgfältig u.a. an den Schweregrad der Osteoporose, die Beschwerden, Lebensqualität, Komorbidität und Lebenserwartung anzupassen.

Detaillierte Antwort: Wie generell in der Geriatrie ist es speziell auch bei der Osteoporose im Senium nötig, eine Vielzahl von krankheitsbezogenen und sozioökonomischen Facetten des individuellen älteren Menschen zu erheben und zu berücksichtigen, um ein sinnvolles und nützliches Therapiekonzept zu planen.

Nachfolgend ist eine Auswahl wichtiger Aspekte aufgelistet:

1. Eine manifeste Wirbelsäulenosteoporose mit multiplen Wirbelkörperfrakturen im Alter kann inaktiv und asymptomatisch sein. Die Knochendichte an der LWS ist durch Frakturen und Spondylophyten scheinbar hoch. Eine Behandlung ist oft nicht nötig.
2. Die Messung der Knochendichte am Oberschenkelhals bzw. am gesamten proximalen Femur ist oft diagnostisch aussagekräftiger als die LWS-Messung.
3. Das erhöhte Risiko proximaler Femurfrakturen kann separat therapiert werden, z.B. mit Calcium/Vitamin-D-Supplementen, Beratung bezüglich des Sturzrisikos und individuell adaptierten Bewegungsprogrammen.
4. Bei der Therapie der Wirbelsäulenosteoporose im Senium mit frischen Wirbelkörpereinbrüchen stehen die Schmerztherapie und die physikalische Therapie zunächst im Vordergrund. Die Indikation zu einer langzeitigen, eine gute Compliance verlangenden Therapie mit spezifischen Osteoporosetherapeutika ist streng zu stellen.
5. Bei Multimorbidität, zerebralem Abbausyndrom und geringer Lebenserwartung ist z.B. eine 3-jährige Bisphosphonattherapie nicht indiziert.
6. Gute Effekte haben wir mit täglichen Supplementen von 800 E Vitamin D plus 1000 mg Calcium plus Anabolikatherapie gesehen (z.B. alle 3 Wochen Nandrolondecaonat 50 mg i.m.).
7. Bei Patienten mit häufigen Stürzen kann ein Hip-Protektor das Risiko von proximalen Femurfrakturen um ca. 50% senken.

82 Gibt es besondere Pathomechanismen der senilen Osteoporose, die therapeutisch genutzt werden können?

Kurzantwort: Infolge unzureichender Calcium/Vitamin-D-Versorgung ist im Alter fast regelmäßig ein sekundärer Hyperparathyreoidismus nachzuweisen, der zu beschleunigtem Knochenabbau führt.

Detaillierte Antwort: Epidemiologische Untersuchungen in verschiedenen europäischen Ländern haben gezeigt, dass mit zunehmendem Lebensalter die Mangelversorgung an Calcium und Vitamin D ansteigt und dass bei hochbetagten Menschen in über 95 % ein deutliches Defizit besteht. Die Folgen sind eine relative Hypokalzämie, Aktivierung der Nebenschilddrüsen und damit ein erhöhter Knochenturnover und Knochensubstanzverlust. Die zu diesem endemischen Calcium/Vitamin-D-Defizit bei älteren Menschen beitragenden Faktoren sind in Tab. **18** aufgelistet.

Tab. **18** Faktoren, die zu einem Calcium/Vitamin-D-Defizit bei älteren Menschen beitragen

1. reduzierter Konsum von Calcium in Form von Milch und Milchprodukten
2. nachlassende Resorptionskapazität des Dünndarmepithels im Senium
3. ungenügende Vitamin-D-Aufnahme mit der Nahrung (z. B. fetter Seefisch)
4. seltene oder völlig fehlende Sonnenexposition der Haut
5. bei seltener Sonnenexposition reduzierte Vitamin-D-Synthese der Altershaut im Vergleich zur Haut jüngerer Menschen

Je eine große französische und amerikanische Interventionsstudie (19, 20) haben eindeutig gezeigt, dass durch Calcium/Vitamin-D-Substitution bei 70- bis 80-jährigen Personen die Häufigkeit von nichtvertebralen Frakturen und speziell auch von Oberschenkelhalsfrakturen um ca. 40 % gesenkt wird.

Literatur

[19] Chapuy MC, Arlot ME, DuBoef F, Brun J, Crouzet B, Arnaud S, Delmas PD, Meunier PJ. Vitamin D_3 and calcium to prevent hip fractures in elderly women. N Engl J Med. 1992; 327: 1637–1642.
[20] Dawson-Hughes B, Harris SS, Krall EA, Dallal GE. Effect of calcium and vitamin D supplementation on bone density in men and women 65 years of age and older. N Engl J Med. 1997; 337: 670–676.

83 Wie kann die Gefahr der besonders gefürchteten Schenkelhalsfrakturen gemindert werden ? Vorbeugende Behandlung im Alter ?

Kurzantwort: Durch präventive oder therapeutische Bekämpfung der senilen Osteoporose sowie durch umfassende Aufklärung und Maßnahmen zur Minderung des Sturzrisikos.

Detaillierte Antwort: Sehr selten kommt es zu einer spontanen Oberschenkelhalsfraktur, z.B. beim Gehen, die dann zu einem frakturbedingten Sturz führt. In der Regel ist es umgekehrt, ein Sturz auf die Hüftregion ist der Auslöser, durch die bestehende Osteoporose bricht der Knochen dabei relativ leicht.

Möglichkeiten, um bei einer Einzelperson oder in der alten Bevölkerung generell die Inzidenz von proximalen Femurfrakturen zu senken, sind demnach:

1. Ein früher Beginn der Osteoporoseprävention im mittleren Lebensalter bei Männern und Frauen durch Risikofaktorenanalyse, Beratung, Lebensstiländerung und ggf. bereits durch spezifische medikamentöse Therapie.

2. Im höheren Lebensalter ist es nicht zu spät: Bei altersentsprechender Osteopenie kann ein weiterer Knochenverlust durch Calcium/Vitamin-D-Supplemente vermieden werden. Bei gesicherter Osteoporose sollten in der Regel zusätzlich spezifische Osteoporosetherapeutika verabfolgt werden.

3. Am Einzelfall ist abzuklären, welche der vielfältigen Sturzrisiken älterer Menschen vorliegen könnten, um diese nach Möglichkeit zu beseitigen (z.B. kardiovaskuläre und neurologische Erkrankungen, Stolperfallen in der Wohnung, Sedativa, Diuretika).

4. Bei Personen, die schon mehrfach gestürzt sind und eventuell bereits eine Oberschenkelhalsfraktur durchgemacht haben, ist ein so genannter Hip-Protektor anzuraten (vgl. Frage 84).

84 **Sinnvolle Pflege- und Hilfsmittel im häuslichen Bereich im Rahmen der Sturzprophylaxe?**

Kurzantwort: Den vielfältigen Möglichkeiten der praktischen Sturz- und Frakturprophylaxe durch Hilfsmittel im täglichen Leben wird viel zu wenig Beachtung geschenkt.

Detaillierte Antwort: Ein großes Problem im Alter ist die Gangunsicherheit, die vielerlei Ursachen haben kann: Angst seit vorherigem Sturz, Muskelschwäche, Trainingsmangel, rheumatologische Erkrankungen, neurologische Störungen etc. Die Hilfsmittel zur Sturzrisikosenkung reichen vom Spazierstock über Unterarmgehstützen, Rollator und Deltarad bis hin zum Rollstuhl. Entscheidend ist die individuell adäquate Versorgung.

Möglichkeiten im häuslichen Bereich umfassen z.B. die Toilettensitzerhöhung, Sitzhocker in der Dusche, Badewannenlifter, reichlich Teppiche zur Abpolsterung harter Fußböden.

Besonders zu erwähnen ist in diesem Zusammenhang der so genannte Hip-Protektor (Abb. **9**): Zwei gepolsterte Plastikschalen sind in einen Baumwollschlüpfer eingearbeitet und schützen die typische Auf-

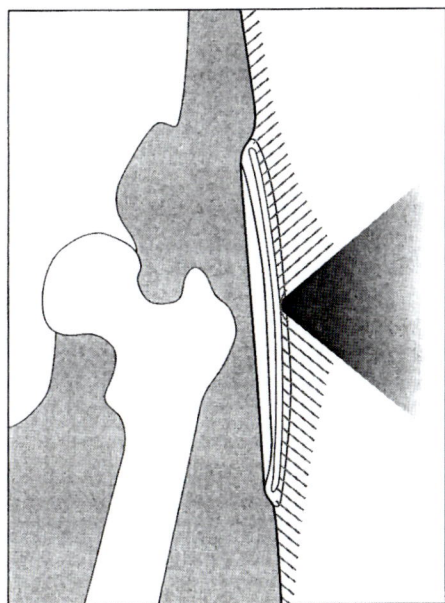

Abb. **9** Hip-Protektor: Die Schock dämpfende Kunststoffschale fängt bei einem Sturz auf die Hüfte die Aufprallenergie auf und verhindert eine Fraktur.

prallregion seitlich über dem jeweiligen Trochanter major. Eine prospektive Studie in Dänemark zeigte, dass Patienten, die den Hip-Protektor trugen, 50 % weniger proximale Femurfrakturen erlitten. Auch prospektiv erhobene Studiendaten an 1801 älteren, noch selbständig gehfähigen Probanden belegen die Effizienz dieses einfachen Hilfsmittels (21).

Literatur

21 Kannus P, Parkkari J, Niemi S, Pasanen M, Palvanen M, Jarvinen M, Vuori I. Prevention of hip fracture in elderly people with use of a hip protector. N Engl J Med. 2000; 343: 1506 – 1513.

85 Sollten nicht alle älteren Menschen vorsorglich Vitamin D und Calcium einnehmen, um das hohe Femurfrakturrisiko zu senken?

Kurzantwort: Die spezielle Pathophysiologie der Osteoporose im höheren Lebensalter, die Daten der vorliegenden Interventionsstudien und der zu erwartende sozioökonomische Nutzen sprechen durchaus für diese Überlegung (vgl. Fragen 82 und 83).

Detaillierte Antwort: Nachfolgend seien einige Argumente angeführt, die für eine generelle Prävention der senilen Osteoporose und der damit assoziierten proximalen Femurfrakturen durch Calcium/Vitamin-D-Supplemente bei älteren Menschen sprechen:

1. Ein genereller Mangel an Calcium und Vitamin D bei praktisch allen betagten Menschen, die pathogenetische Rolle dieses Defizits für einen progredienten Knochensubstanzverlust und die damit zunehmende Brüchigkeit der Knochen sind gesichert.

2. Ein senkender Effekt speziell auf proximale Femurfrakturen, aber auch auf andere nichtvertebrale Frakturen wurde z.B. mit 800 E Vitamin D und 1000 mg Calcium täglich nachgewiesen (= Evidence based medicine!). Vermutlich treten neben dem Knochen stabilisierenden Effekt auch positive Wirkungen von Vitamin D auf die Muskulatur auf. Muskelzellen haben spezielle Rezeptoren für 1,25-Dihydroxycholecalciferol.

3. Die Calcium/Vitamin-D-Supplementation ist sehr preiswert.

4. Relevante Nebenwirkungen oder Überdosierungen kommen mit den genannten Dosen von Calcium und Vitamin D nicht vor.

5. Auf die kostspielige laborchemische Feststellung eines verringerten 25-OH-Vitamin-D$_3$-Spiegels kann verzichtet werden. Indirekt wei-

sen niedrig normale Serumcalciumspiegel, eine Hypokalzurie oder eventuell auch leicht erhöhte Werte von Parathormon und alkalischer Phosphatase auf einen Calcium/Vitamin-D-Mangel hin.

Trotz aller positiven Argumente wird dieses interessante Konzept aus bekannten gesundheitspolitischen Gründen in naher Zukunft nicht umgesetzt werden. Ärztlicherseits sollte jedoch bei Risikopatienten eine großzügige Verordnung von Calcium/Vitamin D erfolgen. Gerade ältere Menschen sollten motiviert werden, sich privat Calcium/Vitamin-D-Präparate zu besorgen.

Osteoporose bei Männern

86   Osteoporose bei Männern: Beginn ? Altersgipfel ? Ersttherapie ?

Kurzantwort: Die Osteoporose bei Männern wird in allen Lebensphasen beobachtet. Die Ersttherapie hängt entscheidend von der sorgfältigen Diagnostik, insbesondere mit Erfassung der Ätiologie und des Schweregrades der jeweiligen Form, ab.

Detaillierte Antwort: Die Osteoporose ist bei Männern nicht so selten wie früher angenommen. Etwa 10–20 % aller Osteoporosefälle betreffen wahrscheinlich das männliche Geschlecht (vgl. Frage 3). In der eigenen prospektiven Untersuchung von 500 Fällen lag das mittlere Alter der männlichen Patienten bei 52 Jahren, die Altersverteilung erstreckte sich vom 12. bis zum 86. Lebensjahr.

Die Diagnostik sollte den densitometrischen Schweregrad an der Lendenwirbelsäule und am proximalen Femur erfassen sowie die Zahl der eventuell bereits durchgemachten peripheren oder vertebralen Frakturen und die Ätiologie bzw. die beteiligten Risikofaktoren ermitteln.

In der erwähnten eigenen Untersuchung hatten 48 % eine sekundäre Osteoporose und davon hatte wiederum die Hälfte eine sekundäre Form mit mehreren Ursachen bzw. Risikofaktoren (polyätiologische Form).

Da alle großen Osteoporose-Therapiestudien an postmenopausalen Frauen durchgeführt wurden, gibt es für die Osteoporosetherapie des Mannes wenig gesicherte Therapiedaten. Bei sekundären Osteoporosen steht die Bekämpfung der Risikofaktoren zunächst im Vordergrund und gelegentlich ist eine kausale Therapie möglich (z. B. bei Hypogonadismus).

Bei primären oder idiopathischen Osteoporosen kann ähnlich wie bei Frauen bei akut progredientem Verlauf zunächst eine antiresorptive Therapie z. B. mit Bisphosphonaten durchgeführt werden. In klinisch inaktiven Fällen mit deutlicher Osteopenie und eventuell mit älteren Frakturen könnte eine Therapie mit Fluorid plus Calcium/Vitamin D sinnvoll sein. Positive Effekte konnten wir in einer Studie an 60 Männern mit idiopathischer Osteoporose im Stadium 1 mit einem niedrig dosierten intermittierenden Fluorid-Therapieschema erzielen (22). In Zukunft wird wahrscheinlich auch Parathormon zur subkutanen Injektion für diese Indikation verfügbar sein (vgl. Frage 89). Als erstes Bisphosphonat wurde kürzlich Alendronat für die Therapie der Osteoporose des Mannes zugelassen (23).

Literatur

22 Ringe JD, Dorst A, Kipshoven C, Rovati LC, Setnikar I. Avoidance of vertebral fractures in men with idiopathic osteoporosis by a three year therapy with calcium and low-dose intermittent monofluorophosphate. Osteoporosis Int. 1998; 8: 47 – 52.
23 Ringe JD, Faber H, Dorst A. Alendronate treatment of established primary osteoporosis in men: Results of a 2-year prospective study. J Clin Endocrinol Metab. 2001; 86: 5252 – 5255.

87 Welche Präventionsmaßnahmen sind bei Männern zur Verhütung der Osteoporose sinnvoll?

Kurzantwort: Voraussetzung ist die Identifikation von Risikofaktoren und Pathomechanismen der Osteoporose bei Männern. Zu unterscheiden ist zwischen einer generellen Prophylaxe und einer individuellen Prävention.

Detaillierte Antwort: Langzeitige Calciummangelversorgung, phosphat- und proteinreiche Kost, Bewegungsmangel, Vitamin-D-Defizit, Nikotin und Alkohol sind vermutlich auch für Männer Osteoporose-Risikofaktoren und könnten durch entsprechende Aufklärung in der Bevölkerung von gesundheitsbewussten Männern vorsorglich vermieden werden.

Neben dieser generellen Prävention können folgende Empfehlungen für eine individuelle Prävention gegeben werden:

1. Bei Männern mit Risikofaktoren für eine Osteoporose, familiärer Osteoporosehäufung, Rückenbeschwerden oder atraumatisch aufgetretenen Frakturen sollte eine Knochendichtemessung durchgeführt werden.
2. Bei niedrig normalen Dichtewerten sind eine knochengesunde Ernährung und ein Gymnastikprogramm zur Kräftigung der Rumpfmuskulatur anzuraten.
3. Bei deutlicher Osteopenie (T-Score-Bereich – 1,0 bis – 2,5 SD) sollte eine weitere Risikofaktoren-Abklärung und Suche nach Ursachen einer sekundären Osteoporose erfolgen (24, 25), um ggf. ursächlich behandeln zu können (z. B. sekundärer Hypogonadismus bei regelmä-

ßigem Alkoholkonsum). Calcium/Vitamin-D-Supplemente können zusätzlich verordnet werden.

4. Im Alter besteht wie bei Frauen die Möglichkeit zur Prävention der proximalen Femurfrakturen durch Calcium/Vitamin-D-Substitution und Sturzprophylaxe.

Literatur

24 Ringe JD. Osteoporose. Postmenopausale Osteoporose, Senile Osteoporose, Sekundäre Osteoporose, Osteoporose des Mannes. Stuttgart: Georg Thieme; 1995.

25 Ringe JD, Dorst AJ, Faber H. Osteoporosis in men – Clinical assessment of 400 patients and 205 controls by risk factor analysis, densitometry, and x-ray findings. Osteologie. 1997; 6: 81–86.

88 Ist eine Hormonsubstitution, z. B. mit Testosteron, bei der Osteoporose des Mannes wirksam und wann ist sie ggf. indiziert?

Kurzantwort: Eine Hormonsubstitution mit Androgenen zur Prävention der männlichen Osteoporose ist ungezielt nicht vertretbar. Bei männlichem Hypogonadismus sind positive Effekte im Sinne einer Vorbeugung und Therapie beschrieben.

Detaillierte Antwort: Die Frage, ob „alternden Männern" mit progredient nachlassender Hodenfunktion zur Osteoporoseprävention und Besserung anderer Altersphänomene Androgene gegeben werden sollten, wird zur Zeit sehr lebhaft diskutiert. Berücksichtigt werden müssen dabei mögliche unerwünschte Effekte auf den Lipidstoffwechsel mit Begünstigung einer Atherosklerose und das Risiko der Stimulation eines okkulten Prostatakarzinoms.

Bei nachgewiesenen sekundären Osteoporosen, die eindeutig auf einen männlichen Hypogonadismus bezogen werden können, ist dagegen der Nutzen einer Androgensubstitution unumstritten. Infrage kommt die Injektion von Testoviron® Depot (z. B. 250 mg alle 2–3 Wochen i.m.). Mit oralen Testosterongaben wird keine adäquate Substitution erreicht (z. B. Proviron®-25, 3 × 1 Tablette). Testosteron kann jedoch auch transdermal appliziert werden (z. B. Androderm® Pflaster à 2,5 mg, je ein Pflaster für 24 Stunden). Durch Letzteres werden gleichmäßigere Testosteronspiegel erreicht als durch die intermittierende intramuskuläre Therapie. Verschiedene kleinere Studien zeigen positive Effekte auf die Knochendichtewerte an LWS und Femur.

Zusatzinformation: In Großbritannien wurde eine größere Studie mit Androgenen bei eugonadalen Männern mit manifester primärer Osteoporose durchgeführt. Die Therapieergebnisse werden als sehr positiv beschrieben. Die Zunahmeraten an Knochendichte korrelieren interessanterweise mit den bei diesen Patienten gemessenen Östrogenspiegeln. Die Konversion der Androgene zu Östrogen ist offenbar sehr wichtig. Ernste Nebenwirkungen wurden nicht beschrieben.

89 Kommt die anabol wirksame Therapie mit Parathormon auch für die Osteoporose des Mannes infrage?

Kurzantwort: Zwei unabhängige, plazebokontrollierte Studien zeigen auch bei Männern sehr deutliche Änderungen der Knochenumbaumarker und der Knochendichtewerte im Sinne eines anabolen Effektes.

Detaillierte Antwort: In einer ersten randomisierten, plazebokontrollierten Studie an 23 Männern mit idiopathischer Osteoporose erhielten alle Patienten 1500 mg Calcium und 400 E Vitamin D sowie nach Gruppeneinteilung 10 Patienten dann über 18 Monate zusätzlich 400 IE rhPTH(1–34) täglich und 13 Patienten Plazeboinjektionen (26). In der PTH-Gruppe stieg die Knochendichte an der Lendenwirbelsäule in 18 Monaten um 13,5%, am Femur um 2,9%. Die Plazebogruppe zeigte keine signifikanten Änderungen. Alle untersuchten Marker des Knochenumbaus stiegen unter PTH-Therapie an, am deutlichsten Osteocalcin und Kollagen-Telopeptid NTX (nach zwölf Monaten 230% bzw. 370% über Ausgangswert).

Die zweite, wesentlich größere Studie umfasste 437 männliche Probanden im mittleren Alter von 59 Jahren (27). 129 Patienten bekamen 40 µg Teriparatide (= rhPTH[1–34]) täglich subkutan, 154 Patienten 20 µg Teriparatide und 147 Plazebo. Die Therapiedauer betrug 11 Monate mit 18 Monaten Follow-up. In dieser Zeit wurden in den beiden PTH-Gruppen zusammen 10 (6%) und in der Kontrollgruppe 12 (12%) Patienten mit neuen Wirbelkörperfrakturen beobachtet ($p = 0,086$). Erkennbar ist damit ein deutlicher fraktursenkender Trend (vgl. Frage 78, PTH-Studie an Frauen).

Resümee: Positive Effekte auf die Knochendichte und die Knochenumbaumarker liegen vor sowie ein positiver Trend bezüglich der Frakturinzidenz.

Literatur

26 Kurland ES, Cosman F, McMahon DJ, Rosen CJ, Lindsay R, Bilezikian JP. Parathyroid hormone as a therapy for idiopathic osteoporosis in men: Effects on bone mineral density and bone markers. J Clin Endocrinol Metab. 2000; 85: 3069 – 3076.

27 Kaufman JM. Recombinant human PTH (1 – 34) in men with low bone density. Osteoporos Int. 2001; 12 (Suppl 2): S 13.

Sekundäre und lokalisierte Osteoporosen

90 **Wie wird der Begriff der sekundären Osteoporose definiert?**

Kurzantwort: Die Diagnose sekundäre Osteoporose sollte bei Patienten gestellt werden, bei denen sich das Defizit an Knochensubstanz und Knochenbruchfestigkeit eindeutig auf eine definierte Erkrankung, eine medikamentöse Therapie oder eine Kombination relevanter Risikofaktoren beziehen lässt.

Detaillierte Antwort: Bei der diagnostischen Abklärung von Osteoporosefällen steigt die Rate an sekundären Formen mit der Sorgfalt der Untersuchungen. Entsprechend ist der Anteil sekundärer Osteoporosen bei Männern wesentlich höher als bei Frauen (ca. 50% zu 10%), da die Osteoporose bei Männern immer noch als relativ selten gilt und entsprechend sorgfältiger nach möglichen Ursachen geforscht wird.

An erster Stelle bei der differenzialdiagnostischen Abklärung von Osteoporosen steht eine sehr gründliche Anamnese. Dabei müssen alle bekannten Risikofaktoren, Medikamente und Erkrankungen, die einen negativen Einfluss auf den Calcium- und Skelettstoffwechsel haben können, Berücksichtigung finden.

Unterschieden werden kann zwischen monoätiologischen sekundären Osteoporosen, bei denen eine eindeutige Einzelursache zur Osteoporose geführt hat (z. B. primärer Hypogonadismus), und polyätiologischen Formen, bei denen mit großer Wahrscheinlichkeit mehrere Faktoren den Knochensubstanzverlust verursacht haben (z. B. Billroth-II-Magen, hoher Alkoholkonsum, Leberzirrhose, sekundärer Hypogonadismus). Die cortisoninduzierte Osteoporose gilt als klassische monoätiologische sekundäre Osteoporose, obwohl gezeigt wurde, dass die Grundkrankheit (z. B. chronische Polyarthritis) häufig per se eine Osteoporose verursachen bzw. dazu beitragen kann. Weitere Risikofaktoren wie Bewegungsmangel, Calcium/Vitamin-D-Mangel und zusätzliche Medikamente können beteiligt sein.

Nochmals: Je sorgfältiger Anamnese und ergänzende Untersuchungen durchgeführt werden, desto häufiger werden einzelne oder kombinierte sich überlappende pathogenetische Faktoren entdeckt werden (Abb. **10**). Diese Analyse ist nicht unwichtig, da sich zum Teil direkte therapeutische Konsequenzen und zum Teil wichtige Beratungsmöglichkeiten ergeben.

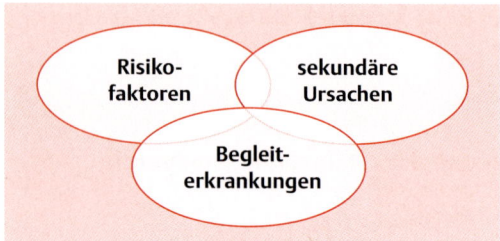

Abb. **10** Sekundäre Osteoporose: einzelne oder kombinierte sich überlappende pathogenetische Faktoren.

91 Ab welcher Behandlungsdosis oder -dauer ist bei verschiedenen oralen Corticosteroiden eine Osteoporoseentstehung zu befürchten ?

Kurzantwort: Eine genaue Schwellendosis und -dauer des Osteoporoserisikos bei oraler Corticoid-Langzeittherapie lässt sich nicht definieren. Insbesondere gibt es keinen Schwellenwert, unterhalb dessen die Corticoidmedikation eindeutig keine skelettale Schädigung verursacht.

Detaillierte Antwort: Bezüglich der Corticoid-Schwellendosis, die mit einem erhöhten Osteoporoserisiko einhergeht, finden sich in der Literatur sehr unterschiedliche Angaben zwischen 5 und 15 mg Prednisolon täglich. Meist wird die Meinung vertreten, dass Dosen unter 7,5 mg relativ harmlos seien. Diese Auffassung orientiert sich jedoch eher an den verfügbaren Tablettenstärken als an der biologischen Wahrheit. Vermutlich wird auch bei einer Langzeittherapie mit 4–5 mg täglich eine Osteoporose induziert. Eine sehr umfangreiche epidemiologische Studie aus Großbritannien zeigt, dass schon Dosen von 2,5 mg täglich und darunter mit einem erhöhten vertebralen und nichtvertebralen Frakturrisiko einhergehen.

In vielen Studien korreliert die Knochendichte mit der kumulativen Corticoiddosis und der Anwendungsdauer. Es wurde gezeigt, dass das Osteoporoserisiko bei Applikation der Corticoide an jedem zweiten Tag nicht gesenkt wird. Topische Corticoidanwendungen jeder Art bedingen sicher ein geringeres Osteoporoserisiko als die orale Dauertherapie. Kürzlich wurde jedoch bei Patienten mit chronisch obstruktiver Lungenerkrankung und inhalativer Corticoidmedikation ein deutlich erhöhtes Osteoporoserisiko beschrieben.

Intermittierend hoch dosierte Bolustherapien schlagen vermutlich nicht so zu Buche wie die kontinuierliche Therapie im Niedrigdosisbereich. Allerdings ist hierbei das Risiko aseptischer Knochennekrosen erhöht.

Bezüglich der Dauer gilt, dass im ersten Halbjahr am meisten Knochen verloren gehen soll. Meist beinhaltet diese Zeit die relativ hohe Erstdosierung bis zur Reduktion auf eine niedrigere Erhaltungstherapie. Auch eine dreimonatige Corticoidanwendung muss daher bereits als knochenschädigend eingestuft werden.

Zusatzinformation: Hauptproblem bei dieser Diskussion ist, dass in der Regel die Knochendichte nicht zu Beginn einer Corticoid-Langzeittherapie gemessen wird. Es bleibt also offen, ob ein Patient mit sehr guter Knochenmasse oder bereits deutlicher Osteopenie gestartet ist. Der Zusammenhang mit der nachfolgenden Dosis und Dauer ist somit problematisch. Generell ist zu einer initialen Knochendichtemessung zu raten.

92 Wie sicher kann eine Osteoporose unter laufender Corticoidmedikation verhindert werden?

Kurzantwort: Ein breites Spektrum von hoch wirksamen Medikamenten steht heute zur Verfügung, welches bei frühem Einsatz die Entwicklung einer corticoidinduzierten Osteoporose (CIO) verzögern oder verhindern kann.

Detaillierte Antwort: Von den geschätzten 500 000 Patienten, die in Deutschland eine Langzeittherapie mit Corticoiden durchführen, erhalten nur etwa 10 % gleich von Beginn an eine osteoprotektive Therapie. Das bedeutet: Bei 90 % wird die Chance einer Osteoporosevermeidung verpasst und oft erst bei Rückenschmerzen, deutlicher Osteopenie oder Frakturen therapiert.

Durch die zunehmend bessere Aufklärung der Patienten (u. a. direkte State-of-the-art-Information via Internet) ist damit zu rechnen, dass zukünftig in derartigen Fällen Ärzte, die nicht auf diese Gefahr der CIO hinweisen und von Beginn an zu einer adäquaten Vorbeugung raten, haftbar gemacht werden.

Die Osteoporose bei Corticoidpatienten hat eine komplexe Pathogenese. Sie hängt immer auch von der Grunderkrankung, weiteren potenziell osteotoxischen Medikamenten (z. B. Methotrexat, Ciclosporin) und/oder weiteren individuellen Risikofaktoren ab. Von daher ist die sorgfältige Analyse möglicher Co-Risikofaktoren und die Messung der Knochendichte zu Beginn der Corticoidmedikation ganz entscheidend für die Strategie der Osteoporoseprävention.

Die möglichen Interventionsstrategien können vereinfacht folgendermaßen skizziert werden:

1. normale oder hoch normale Knochendichte (T-Score + 2,0 bis – 1,0 SD) ohne wesentliche Begleitrisikofaktoren: calciumreiche Ernährung, Gymnastikprogramm, eventuell Calcium/Vitamin-D-Supplemente
2. Osteopenie (T-Score – 1,0 bis – 2,5 SD) plus zusätzliche Risikofaktoren: Calcium/Vitamin-D-Supplemente, bei postmenopausalen Frauen Hormonsubstitution oder Raloxifen, alternativ und bei Männern Alfacalcidol, Calcitonin-Nasalspray, Alendronat, Risedronat
3. bereits vorhandene Osteoporose (T-Score < – 2,5 SD): konsequente spezifische Therapie, z. B. Bisphosphonate oral oder intravenös plus Calcium/Vitamin D, Alfacalcidol plus 500 mg Calcium

Die jeweilige Behandlungsentscheidung wird zusätzlich durch die Höhe der nötigen Corticoiddosen beeinflusst. Kontrollen der Knochendichte können jederzeit bei Nichtansprechen zu einer Intensivierung der Behandlung führen. Bei Ausschöpfung aller Möglichkeiten, eventuell auch kombinierter Therapieschemata, ist nach unserer Erfahrung die CIO weitgehend vermeidbar.

Zusatzinformation: Der Schwellenwert zur Intervention mit spezifischen Osteoporosetherapeutika wird in verschiedenen Leitlinien zunehmend nach oben korrigiert. Das American College of Rheumatology (ACR) empfiehlt aktuell, bereits bei T-Score-Werten < – 1,0 SD aktiv und spezifisch zu intervenieren. In Deutschland wird die Intervention derzeit erst bei Werten < – 1,5 SD empfohlen.

93   Welche präventiven und therapeutischen Möglichkeiten bestehen bei Kindern bzw. jugendlichen Asthmapatienten unter Corticoidtherapie?

Kurzantwort: Alle Möglichkeiten der Basistherapie sollten ausgeschöpft werden. Spezifische pharmakologische Therapeutika sind nur in sehr schweren Fällen angezeigt.

Detaillierte Antwort:
Prävention der Corticoidosteoporose im Kindes- und Jugendalter:
1. Calciumreiche Ernährung, tägliches Gymnastikprogramm, Reduktion des Corticoids auf die unterste vertretbare Dosis. Orale Supplementation von Calcium und Vitamin D (z. B. je nach Größe und Gewicht 500 – 1000 E Vitamin D und 500 – 1000 mg Calcium täglich zusätzlich zur diätetischen Basisversorgung).

2. Kontrolle der Knochendichte je nach Corticoiddosis nach einem halben bis ganzen Jahr. Bei deutlichem Verlust trotz der basistherapeutischen Maßnahmen zusätzlich Lachscalcitonin-Nasalspray 200 E pro Tag für 3–6 Monate. Eventuell Umstellung auf inhalative Corticoide. Bei Progress auch bei Kindern Bisphosphonate.

Therapie der Corticoidosteoporose im Kindes- und Jugendalter:

1. Bei signifikanter Knochendichteverminderung an der Lendenwirbelsäule und/oder am Femur mit oder ohne Frakturen Basistherapie sowie zunächst antiresorptive Therapie mit Lachscalcitonin 50 E subkutan oder 200 E nasal. Das Peptidhormon wird rasch im Organismus abgebaut und nicht im Skelett deponiert.

2. Falls die Osteoporose unter diesen Maßnahmen progredient ist, muss auch bei Kindern oder Jugendlichen ein orales oder intravenöses Bisphosphonat eingesetzt werden. Erste Daten mit Bisphosphonaten bei Kindern sind sehr ermutigend. Über Spätfolgen der Bisphosphonate im wachsenden kindlichen Skelett gibt es allerdings kaum Erfahrungen, so dass diese Therapie tatsächlich sehr ernsten Fällen vorbehalten sein sollte.

94 Ist Calcium/Vitamin D kontraindiziert bei Sarkoidose, die ja mit Corticoiden behandelt wird?

Kurzantwort: Eine Kontraindikation besteht nur bei Patienten mit hoch normalen bis eindeutig erhöhten Serumcalciumspiegeln.

Detaillierte Antwort: Die Frage bezieht sich auf das bekannte Phänomen, dass bei einem Teil der Sarkoidosepatienten (ca. 10–15 %) Hyperkalzämien auftreten. Deren Ursache wurde inzwischen geklärt: In den Boeck-Granulomen findet eine extrarenale Aktivierung von 25-Hydroxy-Vitamin-D zu 1,25-Dihydroxy-Vitamin-D statt. Dies wird auch bei anderen granulomatösen Erkrankungen in Einzelfällen beobachtet (u. a. Tuberkulose, Berylliose, Fremdkörpergranulome z. B. auf Silikonimplantaten).

Da eine basale Calcium/Vitamin-D-Substitution zur Bekämpfung der Corticoidosteoporose wichtig ist, sollte unseres Erachtens nicht bei allen Sarkoidosepatienten wegen der relativ geringen Gefahr der Hyperkalzämie auf diese Substitution verzichtet werden.

Folgende praktische Empfehlungen können gegeben werden:
– Erste Voraussetzung der Calcium/Vitamin-D-Substitution ist ein normaler Serumcalciumspiegel (< 2,6 mmol/l).
– Bei hoch normalen Grenzwerten mit halbierten Calcium/Vitamin-D-Dosierungen beginnen (z. B. 400 E Vitamin D plus 600 mg Calcium täglich).
– Nach 2–3 Wochen Substitution und danach eventuell in größeren Abständen das Serumcalcium kontrollieren.
– Messung der Urincalcium-Ausscheidung zur Erfassung eines möglicherweise erhöhten Nierensteinrisikos, eventuell auch Ultraschalluntersuchung der Nieren zur Diagnose einer bereits bestehenden Nephrokalzinose oder Nephrolithiasis.

Beachte: Bei Sarkoidosepatienten kann nach einer stärkeren Sonnenexposition eine Hyperkalzämie apparent werden. Jahreszeit und Sonnenexposition sind demnach ggf. zu berücksichtigen.

95 Ist eine orale Calciumsupplementation bei Kindern sinnvoll bzw. erforderlich?

Kurzantwort: Eine regelmäßige optimale Calciumzufuhr im Kindesalter durch die Nahrung oder ggf. durch Supplemente begünstigt eine normale Skelettentwicklung und die Ausprägung einer hohen Peak Bone Mass im jungen Erwachsenenalter.

Detaillierte Antwort: In verschiedenen epidemiologischen Untersuchungen konnte für Kinder eindeutig eine positive Korrelation zwischen der durchschnittlichen nutritiven Calciumzufuhr und der Knochenmasse festgestellt werden. Da Milch und Milchprodukte mit Abstand die ergiebigsten Calciumquellen sind, sollten Kinder zu reichlichem Konsum dieser Lebensmittel angehalten werden. Die früher überall übliche „Schulmilch" in den Pausen war eine sehr gute Osteoporose-Präventionsmaßnahme, die es heute leider kaum noch gibt. Die von Kindern gern getrunkenen Colagetränke bewirken wegen ihres sehr hohen Phosphatgehalts genau das Gegenteil; durch enterale Calciumbindung wird das Osteoporoserisiko erhöht (vgl. Frage 8).

Die tägliche Calciumzufuhr bei Kindern und Jugendlichen sollte 500–1000 mg betragen. Größere Mengen sind unschädlich, da die enterale Resorption bei höherer Zufuhr nachlässt und Überschussmengen fäkal und renal problemlos ausgeschieden werden.

Bei Kindern, die aufgrund von gastrointestinalen Erkrankungen (z. B. Zöliakie, Morbus Crohn) wenig Milchprodukte aufnehmen, sollten Calcium oder Calcium/Vitamin-D-Supplemente zugeführt werden. Durch die gleichzeitige Vitamin-D-Gabe wird das angebotene Calcium besser enteral resorbiert. In schweren Fällen von Zöliakie ist eine parenterale Vitamin-D-Therapie angezeigt.

Wichtig ist die Supplementation mit Calcium oder Calcium/Vitamin D auch bei Kindern mit Milchaversion, angeblicher oder tatsächlicher Laktoseintoleranz oder Milcheiweißallergie.

Selbstverständlich ist neben der Calciumzufuhr auch die Bewegung im Kindesalter eine zweite wichtige Determinante für eine optimale Skelettentwicklung.

96 Kann und muss man der Inaktivitätsosteoporose beim Querschnittsgelähmten vorbeugen ?

Kurzantwort: Durch eine Osteoklasten hemmende Calcitonin- oder Bisphosphonattherapie kann der nach einem Querschnittssyndrom akut einsetzende, dramatische Knochenabbau verhindert werden.

Detaillierte Antwort: Die systemische sekundäre Osteoporose, die je nach Höhe der Rückenmarksläsion die untere Körperhälfte, aber auch Beine, Rumpf und Arme betreffen kann, ist ein besonders eindrucksvolles und trauriges Modell einer akuten Immobilitätsosteoporose. Trotz der nicht geringen Zahl der Betroffenen gibt es kaum prospektive densitometrische Untersuchungen zum schicksalhaften Verlauf dieser Osteoporoseform und auch kaum Interventionsstudien.

Aus Untersuchungen der Knochendichte am Kalkaneus von Astronauten aus den 1970er Jahren und aus Studien an Probanden, die nach mehrwöchiger Bettruhe im Auftrag der NASA gemessen wurden, ist bekannt, dass schon innerhalb weniger Wochen Knochendichteverluste zwischen 20 und 40 % auftreten können. Bei Querschnittsgelähmten wurden ähnliche Befunde erhoben, wobei der Hauptverlust im ersten Halbjahr nach dem Trauma auftreten soll.

Studien von Minaire aus St. Etienne in den 1980er Jahren hatten ergeben, dass dieser rasche Knochenabbau durch tägliche Injektionen von 100 E Lachscalcitonin über 6 Monate gehemmt werden kann (28).

Systematische Untersuchungen mit Bisphosphonaten sind uns zwar nicht bekannt, aufgrund der starken antiresorptiven Potenz dürfte aber eine orale Therapie mit Alendronat oder Risedronat sehr effektiv sein. Sehr interessant wäre auch der Versuch, den Knochenabbau durch eine hoch dosierte Infusion von z.B. Ibandronat oder Zoledronat wenige Tage nach dem Unfall lang anhaltend zu bremsen.

Die Notwendigkeit einer präventiven Bekämpfung der Immobilitätsosteoporose ergibt sich aus der Tatsache, dass Querschnittsgelähmte heute bei optimaler Pflege sehr lange Überlebenschancen haben und Frakturen insbesondere der unteren Körperhälfte zu erheblicher Morbidität führen können.

Literatur

28 Minaire P, Depassio J, Meunier P, Edouard C, Caulin F, Pilochery G, Julien DA. Treatment of active osteoporosis due to paraplegia with calcitonin. Calcif Tiss Int. 1983; Suppl 35: 259.

97 Osteoporose durch Schilddrüsenhormone: Was ist zu tun?

Kurzantwort: Durch frühes Erkennen und Behandeln von Hyperthyreosen und Vermeiden zu hoher Dosierungen bei der Schilddrüsenhormon-Substitution können mögliche skelettale Schäden vermieden werden.

Detaillierte Antwort: Sekundäre Osteoporosen, die monoätiologisch auf einem durch Schilddrüsenhormon verursachten High Turnover des Knochenumbaus beruhen, kommen heute praktisch nicht mehr vor.

In der Vergangenheit wurden einzelne Fälle mitgeteilt, bei denen eine langzeitig unentdeckte Hyperthyreose zur Osteoporose geführt haben soll. Vermutlich handelte es sich dabei meist um Frauen, deren postmenopausale Osteopenie durch eine Hyperthyreose zur manifesten Osteoporose wurde.

Wir haben relevante Osteoporosen, verursacht durch eine endogene oder exogene Hyperthyreose, praktisch nicht gesehen. In Einzelfällen polyätiologischer sekundärer Osteoporosen war ein Schilddrüsenhormon-Exzess ein möglicher pathogenetischer Teilfaktor.

Da jedoch postmenopausale präklinische Osteoporosen sehr häufig sind, kann eine nicht adäquat therapierte Hyperthyreose oder eine überdosierte Thyroxinmedikation durchaus einmal als Auslöser einer manifesten Osteoporose infrage kommen. Bei entsprechenden Verdachtsfällen sollte die Knochendichte gemessen werden, um neben der Beseitigung der endogenen oder iatrogenen Hyperthyreose eine individuell angepasste osteoprotektive Therapie einleiten zu können.

Am ehesten besteht ein Osteoporoserisiko bei Patienten, die nach einem Schilddrüsenkarzinom relativ hoch dosiert mit Thyroxin substituiert werden müssen.

98 Welchen Wert besitzt Calcitonin in der Therapie des Morbus Sudeck?

Kurzantwort: Bei frühem Einsatz kann die tägliche subkutane Injektion von 100 E Lachscalcitonin die subjektiven Beschwerden rasch bessern und die Abheilung des lokalisierten knochenatrophischen Prozesses begünstigen.

Detaillierte Antwort: Das Sudeck-Syndrom ist eine nicht seltene und stets den Patienten erheblich beeinträchtigende Komplikation in der Traumatologie. Typisch sind Schmerzen und dystrophe Veränderungen der Haut und Knochen in der befallenen Region („Algodystrophie") mit starker Motilitätseinschränkung.

Physikalische Therapie, analgetisch-antiphlogistische Therapie, Sympathikusblockaden und Corticoide wurden in der Vergangenheit mit nur geringem Erfolg angewandt. Die Calcitonintherapie hat hier einen therapeutischen Durchbruch gebracht. Die guten Therapieergebnisse wurden durch die spezifische Osteoklastenhemmung sowie zusätzliche intrinsisch-analgetische und vaskuläre Effekte des Peptidhormons erklärt. Bei Frühdiagnose des sich anbahnenden Sudeck-Syndroms sind die Therapieergebnisse am besten. In Spätstadien ist die Rate der Nonresponder auf Calcitonin, aber auch auf alle anderen therapeutischen Bemühungen relativ hoch.

In den letzten Jahren wurden zunehmend auch orale oder intravenöse Bisphosphonate beim Sudeck-Syndrom eingesetzt. Auf der Basis von Fallbeobachtungen sollen Bisphosphonate dem Calcitonin sogar überlegen sein. Daten größerer kontrollierter Studien wurden bislang jedoch nicht publiziert.

99 Welche Therapie gilt heute für die transitorische Osteoporose im Hüftbereich?

Kurzantwort: Obwohl diese seltene lokalisierte Osteoporoseform fast immer im Sinne einer Spontanremission ausheilt, kann eine Bisphosphonattherapie empfohlen werden. Die Beschwerden werden relativ rasch gemindert und die Abheilung beschleunigt.

Detaillierte Antwort: Die transitorische zirkumskripte Osteoporose betrifft am häufigsten die Hüftregion (meist Femurkopf und -hals), seltener andere Skelettregionen. Ihre Ätiopathogenese ist unklar. Ähnliche Pathomechanismen wie beim Sudeck-Syndrom (u. a. neuro-vaskuläre Störungen) werden diskutiert. Ein vorausgehendes Trauma ist in der Regel nicht zu eruieren. Relativ häufig kommt das Syndrom im Zusammenhang mit einer Schwangerschaft vor. Typisch sind heftige einseitige Hüftschmerzen mit erheblicher Gangstörung.

Diagnostisch wegweisend ist die MRT-Aufnahme mit lokalisiertem, scharf begrenztem Knochenmarksödem. Deutlich später kann im Nativröntgenbild eine lokalisierte Osteoporose durch Seitenvergleich erkannt werden. Die Messung der Knochendichte mit DXA-Technik an beiden proximalen Femura zeigt eine deutliche Seitendifferenz. Die direkte Knochendichtemessung ist auch für die Verlaufskontrolle zu empfehlen.

Wie der Name sagt, ist die Erkrankung selbst limitierend und heilt auch ohne Therapie aus. Dennoch sind bei meist starken Schmerzen eine analgetisch-antiphlogistische Therapie und eine vorübergehende Entlastung durch Gehhilfen angezeigt. Ähnlich wie beim Sudeck-Syndrom kann die subjektive Besserung und Abheilung durch Calcitonin oder neuerdings zunehmend auch durch Bisphosphonate erheblich beschleunigt werden. Wir bevorzugen die einmalige intravenöse Bisphosphonattherapie mit 2–4 mg Bondronat oder 4 mg Zoledronat sofort nach Diagnosestellung.

100 Gibt es neue Therapiekonzepte für die Osteogenesis imperfecta?

Kurzantwort: Die Osteogenesis imperfecta (OI) ist eine heterogene Gruppe von hereditären Störungen des Kollagen-Typ-1-Stoffwechsels mit unterschiedlich ausgeprägter Knochenbrüchigkeit und klinischer Frakturinzidenz. Speziell für die OI im Kindesalter gilt die zyklische intravenöse Bisphosphonattherapie heute als Behandlungsprinzip der ersten Wahl.

Detaillierte Antwort: Die OI („brittle bone disease") ist eine genetische Erkrankung mit qualitativen und quantitativen Störungen im Kollagen-Typ-1-Gehalt des Knochengewebes. Nach genetischen, klinischen und radiologischen Kriterien werden vier Hauptformen unterschieden.

In der langen Behandlungsgeschichte dieser wichtigen genetischen Sonderform der Osteoporose wurden mit wenig Erfolg u. a. Fluoride, Magnesium und Vitamin C erprobt. Eine japanische Gruppe berichtete über einen positiven Therapieeffekt mit Calcitonin. Ähnliches wurde wiederholt auch über Therapieversuche mit Wachstumshormon (hGH) berichtet.

Die am ehesten Erfolg versprechende Therapie für Kinder und Erwachsene mit dieser oft invalidisierenden Erkrankung ist zur Zeit die Bisphosphonattherapie. Die Knochenmarkstransplantation bleibt eine interessante experimentelle Therapieoption.

Glorieux et al. (29) behandelten 30 Kinder im Alter von 3 – 16 Jahren mit schwerer OI in einer nicht kontrollierten, offenen Studie mit zyklischen Pamidronat-Infusionen. Sie beschrieben eine signifikante Senkung der Knochenresorption, einen Anstieg der Knochendichtewerte und eine Besserung der Morbidität.

In einer eigenen Pilotstudie haben wir bei 12 Erwachsenen mit mäßiger bis schwerer OI ein intermittierendes Etidronat-Fluorid/Calcium-Vitamin-D-Schema (EFCaD) versucht und fanden sehr eindrucksvolle Anstiegsraten der Knochendichte an LWS und proximalem Femur sowie eine deutliche klinische Besserung.

Sowohl eine kontrollierte Bisphosphonatstudie als auch eine umfangreichere Testung der von uns favorisierten kombinierten Therapie stehen noch aus.

Literatur

29 Glorieux FH, Bishop NJ, Plotkin H, Lanoue G, Travers R. Cyclical administration of pamidronate in children with severe osteogenesis imperfecta. N Engl J Med. 1998; 339: 947 – 952.

Sachverzeichnis